디스크를 잘라내지 않고 성형한다

Percutaneous Endoscopic Discoplasty

디스크를 잘라내지 않고 **성형한다**

초판 1쇄 발행일 | 2011년 11월 30일
재판 2쇄 발행일 | 2012년 3월 30일
개정 1쇄 발행일 | 2013년 12월 26일

지은이 | 이상호
펴낸이 | 이상호
펴낸곳 | (주)우리들척추건강
기획·편집 | 박지선
메디컬 일러스트레이션 | 손제민

편집 디자인 | 디자인이랑 02) 474-4901
출력 및 인쇄 시조문화사 | 종이 (주)천연페이퍼 | 제본 고려미술제본

주소 | 서울시 강남구 청담동 47-3 (우. 110-510)
전화 | 02) 513-8165 팩스 | 02) 513-8168

ISBN 978-89-952369-3-2
　　　978-89-952369-0-1 (SET)

값 10,000원

ⓒ 2011 이상호

디스크를 *잘라내지 않고* 성형한다

Percutaneous Endoscopic Discoplasty

의학박사 **이 상 호** 지음

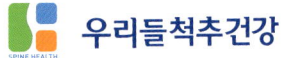
우리들척추건강

사랑과 인간 존중의 정신으로

전 세계 척추 디스크 환자에게

이 책을 바칩니다.

우리들병원 척추연구팀

 우리들병원은 1982년 개원 이래 30여 년간 척추 디스크 한 분야만을 집중적으로 치료 연구해 왔다. 가능하면 수술하지 않고 원래의 정상 조직을 최대한 보존하는 '사랑과 인간 존중'의 치료 철학을 바탕으로, 이제 전 세계인의 기대와 주목을 받는 병원으로 성장했다.
 특히 우리들병원은 정상 조직을 보존하는 내시경 디스크 치료 분야에 있어 세계적으로 독자적인 업적을 쌓았다는 평가를 받고 있다. 1992년 정상 조직을 보존하는 내시경 허리 디스크 시술(Percutaneous Endoscopic Lumbar Discectomy)을, 1994년에는 정상 조직을 보존하는 내시경 목 디스크 시술(Percutaneous Endoscopic Cervical Discectomy)을 정립했다. 2002년에는 국제 최소침습학회 조사 결과, 전 세계 내시경 디스크 시술 시행 병원 19곳 중 시술 성적에서 공동 1위, 시술 건수에선 8,000여 건으로 최다 횟수를 기록했다.
 우리들병원은 임상에 못지않게 연구에도 주력, 세계적인 학술 업적을 이루었다. 척추 단일 치료 과목으로서는 혁신적으로 2013년까지 260여 편의 논문을 세계적 권위를 자랑하는 SCI급 학술지에 등재했다. 이는 척추 신경외과, 척추 정형외과, 척추 내과, 척추 재활의학과, 척추 흉부외과, 척추 복부외과 등 130여 명 척추 전문의 등 1,200여 명의 척추 전문가가 상호 협력하여 이루어 낸 성과이다.
 이 밖에도 우리들병원 국제환자센터 집계 결과, 매년 외국인 환자 방문객 수가 전년 대비 30% 이상 증가했으며, 이 같은 성과는 미국 《뉴욕타임스》 및 CNN, 일본 《니케이 비즈니스》 등 세계적인 매체를 통해 보도된 바 있다.
 우리들병원은 현재 서울 청담, 서울 김포공항, 부산 온천, 부산 동래, 대구, 포항, 광주, 광주 북구의 각 병원을 운영하고 있으며, 인도 자카르타, UAE 아부다비, 터키 이스탄불 등 해외 네트워크 병원을 비롯해 스페인, 브라질, 콜롬비아 등 해외로의 진출을 앞두고 있다.

우리들병원을 찾은 외국인 환자는 2008년에만 47개국 1,000여 명으로 이 가운데 3분의 1이 미국 환자다. 우리들병원에서 허리 치료를 받은 미국인 그레고리 켈스트롬(Gregory Kellstrom, 42세) 씨는 "미국에서 6개월 걸릴 치료를 우리들 병원에서 하루 만에 해결했다"며 만족을 표했다.   ▶ *2008년 11월 16일자 미국 《뉴욕타임스》*

한국이 지향하는 것은 외국인 환자들이 단순히 (태국 등 의료관광 선진국들의) 차선책으로 선택하는 수술 시장이 아니다. 우리들병원은 외국 환자들이 척추 치료를 목적으로 선택하는 전문적인 병원이 되고자 노력하고 있다.
                                                        ▶ *2010년 11월 11일자 미국 CNN*

우리들병원은 세계 최고를 목표로 목과 허리 질환에 집중해왔다. …… 우리들병원은 정상조직을 보존하는 내시경 디스크 시술을 보급하는데 힘쓰고 있다. 연 6회 정도 해외 연수의사를 받아들이고 있으며, 2월 중순에도 일본에서 3명의 의사가 이 병원에서 연수를 받았다.   ▶ *2009년 4월호 일본 《니케이 비즈니스》*

차례

여는 글

Part 1 디스크 병의 새로운 비밀을 밝힌다

1. 디스크 병, 무엇이 문제인가?
만성 디스크 병 환자가 늘고 있다 · 16 | 척추 건강의 적신호, 디스크 변성 · 18 | 세 종류의 디스크 병 _디스크 내부 장애증 · 디스크 수핵 탈출증 · 디스크 변성증 · 21

2. 만성 척추 통증의 주범, 디스크 내부 장애증
디스크 내부 장애증의 통증 발생 기전 · 25 | 디스크 내부 장애증의 증상_ 허리 디스크 내부 장애증 · 목 디스크 내부 장애증 · 등 디스크 내부 장애증 · 27 | 디스크 내부 장애증의 진단 · 29

Part 2 디스크 치료의 혁명, 내시경 디스크 성형술

1. 왜 디스크를 성형하는가?
'정상 디스크 보존'이 디스크 성형술의 핵심 · 34 | 시술 기구는 더 미세하게, 시술 방법은 더 정교하게 · 36 | 병소는 제거하고 상처는 치유하는 '레이저' · 37

2. 내시경 디스크 성형술, 기존 수술과 어떻게 다른가?
디스크 치료, 최선은 디스크 성형술 · 41 | 디스크 성형술과 기존의 디스크 치료술과의 비교_ 디스크 내 고주파열 치료술과의 비교 · 경피적 내시경 디스크 절제술과의 비교 · 관혈적 디스크 절제술과의 비교 · 인공 디스크 치환술과의 비교 · 척추뼈 융합술과의 비교 · 43

Part 3 하루 만에 끝나는 내시경 디스크 성형술

1. 내시경 허리 디스크 성형술(Percutaneous Endoscopic Lumbar Discoplasty)
적응증 · 54 | 시술 방법 · 58

2. 내시경 목 디스크 성형술(Percutaneous Endoscopic Cervical Disoplasty)
적응증 · 63 | 시술 방법 · 66

3. 내시경 등 디스크 성형술(Percutaneous Endoscopic Thoracic Discoplasty)
적응증 · 71 | 시술 방법 · 74

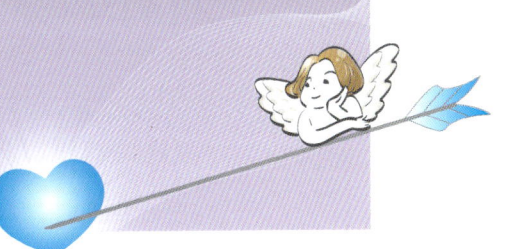

Part 4 　내시경 디스크 성형술 후의 관리

1. 시술 직후 안정과 활동 · 80

2. 시술 후 보조기 착용 및 퇴원 약 복용
시술 후 보조기 착용 · 83 | 시술 후 퇴원 약 복용 · 85

3. 시술 후 상처 관리 및 목욕
시술 부위 상처 관리 · 86 | 시술 후 목욕 · 87

4. 시술 후 직장 출근 및 운전
시술 후 직장 출근 · 88 | 시술 후 운전 · 89

5. 시술 후 물리치료 및 운동
시술 후 물리치료 · 91 | 시술 후 운동 · 91

6. 시술 후 성생활 및 경과 확인
시술 후 성생활 · 94 | 시술 후 경과 확인 · 95

7. 시술 후 영양관리
퇴원 후 음식 섭취 · 96 | 피해야 할 기호식품 · 97

Part 5 　디스크 성형술 후, 그들이 지금 행복한 이유
　　　　　– 디스크 병에서 해방된 세계 각국의 환자들

"요통 없이 출전한 LPGA 무대, 몇 년 만인지 몰라요"_ 전 여자프로골퍼(LPGA) 박지은 님 · 102 | "통증은 시술 즉시 사라졌고, 하루 만에 퇴원했어요"_ 여자프로골퍼(JPGA) 고우순 님 · 104 | "지금은 스케이트 보드에 빠져 산답니다!"_ 국민가수 윤도현 님 · 105 | "영국 의사가 흉추 디스크 치료 위해 한국까지 왔습니다"_ 영국 응급외과 · 가정의학과 전문의 로버트 웰스 님 · 106 | "덕분에 청룡영화제 최우수상도 탔습니다"_ 영화감독 이준익 님 · 109 | "이젠 목 디스크 성형술을 받은 사실조차 잊었어요"_ 교사 황정희 님 · 110 | "시술 후 영국 여행 다녀왔어요"_ 회사원 이광수 님 · 112 | "등 디스크 성형술 받은 다음 날 광주비엔날레에 참석했어요"_ 이탈리아 조각가 A님 · 115

여는 글

"이제 디스크를
잘라내지 않고 성형하는 시대가 열린다"

   과학기술의 비약적 발전에 힘입어 인간의 삶은 더 편리해졌으며, 이제 평균수명 100세 시대가 눈앞에 다가오고 있다. 하지만 정작 척추 디스크 병 환자 수는 오히려 증가하고 있는 현실이다.
   과거 척추 디스크 병은 주로 30대 후반과 40대 초반 사이에서 빈번했고 육체노동을 하는 사람에게서 흔했다. 하지만 최근에는 척추에 나쁜 자세가 일상 습관으로 굳어지면서 10대 청소년이나 젊은 사무직의 디스크 병 환자가 증가하고 있다. 또 고령화사회에 진입하면서 오랜 세월 디스크 병이 누적된 70대 이상의 노인 환자 역시 늘어나고 있다.
   그렇다면 현대인이 만성적으로 겪고 있는 척추 디스크 병은 과연 어떤 질환일까?

   척추 디스크 병은 말 그대로 척추뼈나 관절, 근육이 아닌 디스크 부위에 문제가 생긴 질환을 포괄적으로 지칭한다. 통증 부위에 따라 디스크인성 요통(discogenic back pain) 또는 디스크인성 경추통(discogenic neckain)이라 부르기도 한다.
   이 중 가장 일반적으로 알려져 있는 척추 디스크 병은 튀어나온 수핵이 신경을 압박하여 통증을 일으키는 디스크 수핵 탈출증이다. 그런데 척추 디스크 질환은 디스크가 튀어나오지 않고 디스크 내부의 구조와 성질만 변화해도 생길 수 있다.

특히 최근 병리해부학의 발달로 디스크 수핵 탈출증에 비해 상대적으로 덜 알려져 있던 디스크 내부 장애증(Internal Disc Disruption)이 디스크 통증을 일으키는 주요 원인 중 하나로 주목을 받고 있다.

디스크 내부 장애증은 손상된 섬유륜 틈을 따라 흘러나온 수핵이 섬유륜 바깥층 신경말단과 만나 통증을 일으키거나, 수년에 걸쳐 흡수되지 않고 혈관과 신경을 포함한 육아조직으로 성장해 통증을 일으키는 디스크 병이다. 주로 팔다리 방사통을 호소하는 디스크 수핵 탈출증과 달리 이 디스크 내부 장애증은 요통, 경추통, 등배부통과 척추 중심부 통증(axial pain)이 주 증상이다.

하지만 그동안 척추 전문의들은 주로 엉덩이와 다리 혹은 어깨와 팔이 심하게 아픈 증상을 보이는 파열 디스크 치료에 관심을 가져왔고, 정작 디스크 내부 병인에 의한 척추 중심부 통증(axial pain) 즉, 요통·경추통·등배부통에 대한 성공적인 치료 방법은 제시하지 못했다. 심지어 정확한 원인을 밝히고 적절한 치료를 하기에 앞서 정신과적인 문제로 치부해버리기도 했다.

기존의 고주파열 치료술과 같은 최소 침습적 방법은 절차가 간단한 반면 요통과 같은 척추 중심부 통증(axial pain)에 있어 좋은 치료 성적을 보여주지 못했고, 통증이 있는 디스크를 제거하고 인공 보형물을 삽입하거나 추가로 나사못을 고정하는 방식의 전통적 수술은 척추 근육을 훼손하고 척추뼈까지 일부 제거하기 때문에 합병증과 후유증 위험이 상존했다.

 내시경 디스크 성형술(Percutaneous Endoscopic Discoplasty)은 바로 이러한 위험성을 없애면서 치료 성공률은 90%대로 높인 디스크 병 치료술이다. 피부와 근육을 절개하여 벌리거나 척추뼈를 잘라내는 방법을 사용하지 않고, 볼펜심처럼 가느다란 내시경 관을 피부에 찌르듯이 삽입해 병소가 있는 뒤쪽 섬유륜만을 선택적으로 치료한다. 이때 앞쪽과 중앙의 건강한 디스크 수핵과 섬유륜은 건드리지 않고 보존하여 디스크 본래의 쿠션 기능을 잃지 않도록 해주는 것이 이 시술의 핵심이다.
 '성형술'이라는 말은 흔히 미용을 목적으로 하는 수술로 알려져 있지만, 척추 디스크 치료에 있어서는 '최대한 정상 조직을 보존하여 최대한 원래의 건강한 기능을 복원하는 것'을 의미한다. 통증을 해소하기 위해 무조건 병소 부위를 크게 제거하고 주변의 건강한 조직까지 파괴해버린다면, 우리 몸은 본래의 생리 기능을 잃게 되고 수술 후 합병증이나 후유증의 위험에서도 자유로울 수 없다.

 우리들병원은 1982년 개원 이래 30여 년간 척추 디스크 한 분야만을 집중적으로 치료, 연구해왔다. 특히 정상 조직을 보존하는 내시경 디스크 치료 분야에 있어서 세계적으로 독자적인 업적을 쌓았다는 평가를 받고 있다.
 1992년에 정상 조직을 보존하는 내시경 허리 디스크 시술(Percutaneous

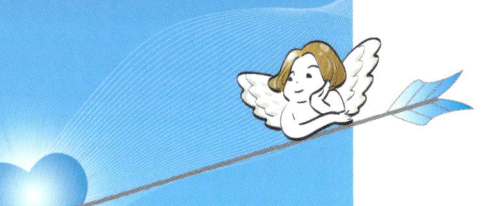

Endoscopic Lumbar Discectomy)을, 1994년에는 정상 조직을 보존하는 내시경 목 디스크 시술(Percutaneous Endoscopic Cervical Discectomy)을 정립함으로써 단순히 통증 해소에만 머물지 않고 인간의 삶의 질까지 향상시켜주는 척추 디스크 병 치료법을 발전시켜온 것이다.

그리고 이제 우리들병원은 '디스크 절제술(Discectomy)'을 넘어 통증의 원인이 되는 병소를 직접적으로 치료하면서도 건강한 디스크는 최대한 보존하고 손상된 섬유륜은 다시 튼튼하게 만드는 '디스크 성형술(Discoplasty)'의 시대를 열어가고 있다.

이 책은 지난 30여 년간 우리들병원 척추연구팀이 상호 협력하여 임상 결과를 축적하고 이를 바탕으로 연구 발전시켜온 '내시경 디스크 성형술'에 관한 모든 것을 담고 있다. 시술의 적응증, 시술 방법과 절차, 성공률과 예후, 시술 환자의 증례를 들어 설명함으로써 일반인이 쉽게 이해할 수 있도록 구성하였다.

이 책을 통해 많은 디스크 병 환자들이 시술 후에도 활동적인 스포츠를 즐기고 땀 흘리는 노동의 행복을 느낄 수 있기를, 그리하여 더욱 의미 있는 삶을 영위하기를 희망한다.

2013년 12월
이상호

Part 1
디스크 병의 새로운 비밀을 밝힌다

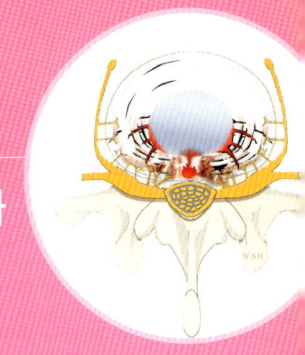

1 디스크 병, 무엇이 문제인가?

수차례 세계 챔피언을 기록할 만큼 눈부신 활약을 해온 한국 출신 미국 여자 프로골프(LPGA) 선수 G씨(31세). 하지만 그녀에겐 남모를 고민이 있었다. 오래 앉아 있으면 허리가 아파 30분 이상 운전대를 잡기 어려웠고, 오래 앉았다 일어서려고 하면 허리가 금방 펴지지 않는 등 무려 5년 동안이나 만성 요통에 시달려온 것이다. 골프 가방을 드는 일도 어려워졌고 무리하게 시합에 출전한 후에는 스윙이 어려울 정도로 요통으로 고통스러웠다. 미국에서 여러 병원을 다니면서, 동양의학적 치료나 통증주사 치료도 받아봤지만 효과는 그때뿐 통증은 수시로 재발했고 때론 심해졌다. 엑스레이(X-ray)와 컴퓨터단층촬영(CT) 검사를 받았지만 별다른 이상이 없었다. 결국 그녀는 1년여 간 선수활동을 쉬기로 마음먹고 한국의 첨단 최소침습 치료전문 척추병원을 찾았다. 수년간 그녀를 괴롭혀온 허리 통증, 과연 무엇이 문제였던 것일까?

만성 디스크 병 환자가 늘고 있다

척추 디스크 질환의 90%는 이학적 물리치료나 통증주사치료, 척추강화 운동과 같은 보존적 치료만으로 호전될 수 있다. 하지만 제때 적절한 치료를 받지 않을 경우, 목이나 허리, 팔다리에 지속적인 통증을 호소하는 만성질환으로 이어지기 쉽다.

이 가운데 상당수는 엑스레이(X-ray)나 컴퓨터단층촬영(CT)을 해봐도 척추 디스크에 별다른 이상이 나타나지 않아 근근이 통증을 견디며 방치하거나 조기에 적절한 치료를 시행하지 못하는 경우가 많다.

만성 디스크 질환은 급성기를 거쳐 만성으로 이어지는 경우도 있고, 특별히 급성기를 거치지 않고 서서히 만성으로 진행되는 경우도 있다. 급성 요통 환자의 경우, 일반적으로 약 10%가 만성 환자가 되며, 만성 요통 환자의 약 40%는 디스크 병으로 인해 발생하는 것으로 알려져 있다.

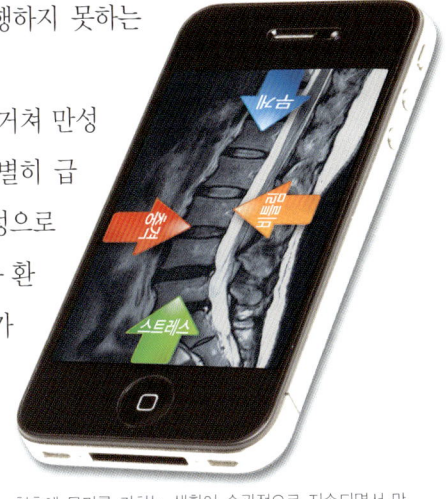

척추에 무리를 가하는 생활이 습관적으로 지속되면서 만성 디스크 질환으로 이어지는 사례가 급증하고 있다. 만성 요통의 40%는 디스크 병으로 인한 것이다.

척추 디스크 질환의 원인은 다양하다. 갑작스러운 사고나 스포츠 부상으로 목이나 허리가 비틀리면서 생길 수도 있고, 나이가 들면서 디스크가 약해지는 퇴행성 변화가 원인이 될 수도 있다. 운동 부족이나 잘못된 자세, 무거운 물건을 드는 중노동이 반복되면서 생길 수도 있다. 영양의 불균형, 과체중, 스트레스 역시 원인이 될 수 있다.

특히 최근에는 척추에 무리를 가하는 생활이 습관화되면서 만성 디스크 질환으로 이어지는 사례가 급증하고 있다. 학생이나 사무직 종사자들은 하루 종일 척추에 나쁜 영향을 주는 의자에 앉아서 책을 보거나 컴퓨터와 씨름하고 있으며, 태블릿PC나 스마트폰 사용이 일상화되면서 휴식이나 이동 중에도 우리 몸의 기둥인 척추는 늘 긴장 상태로 혹사당하고 있는 것이다.

디스크 환자의 연령층도 다양해지고 있다. 척추 디스크 질환은 주로 30대 후반과 40대 초반 사이에서 빈번했지만, 최근에는 50대 중반에서 60, 70

대 사이에서 오랜 세월 동안 누적된 디스크 병이 드러나고, 20대 이하의 젊은 층은 물론 10대 환자까지 점차 확대되고 있다.

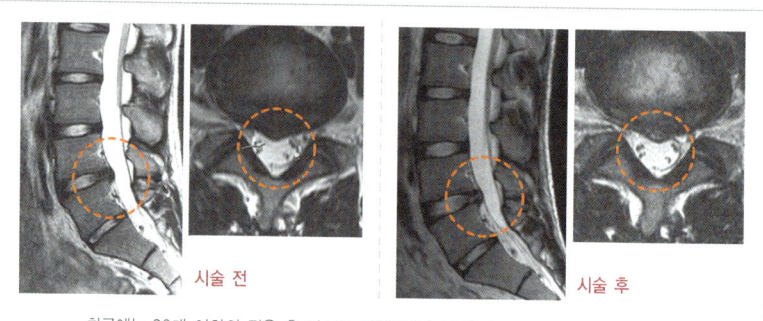

시술 전   시술 후

최근에는 20대 이하의 젊은 층 디스크 질환자가 늘고 있다.
만성 요통으로 인해 내시경 디스크 성형술을 받은 21세 청년의 시술 전후 MRI.

척추 건강의 적신호, 디스크 변성

우리는 흔히 목이나 허리 그리고 팔다리에 통증이 있을 때, 또는 경추나 흉추, 요추 부위에 문제가 생겼을 때 '디스크에 걸렸다'고 표현한다. 하지만 디스크는 척추의 특정 신체 부위를 지칭하는 해부학적 이름일 뿐 척추 질환명은 아니다.

척추 디스크 병은 말 그대로 척추뼈나 관절, 근육이 아닌 디스크 부위에 문제가 생긴 질환을 포괄적으로 지칭한다. 통증 부위에 따라 디스크인성 요통(discogenic back pain), 디스크인성 경추통(discogenic neck pain), 등 배부통으로 부르기도 한다.

대부분의 척추 디스크 질환은 디스크 수핵을 둘러싼 섬유륜이 약해진 상태에서 디스크 내부의 압력이 증가하면서 발생한다. 특히 목이나 허리를 굽히고 비트는 자세를 취할 때 디스크 섬유륜은 쉽게 찢어진다. 건강한 디스크는, 젤리와 같이 투명하고 말랑말랑한 '수핵'과 이를 여러 각도

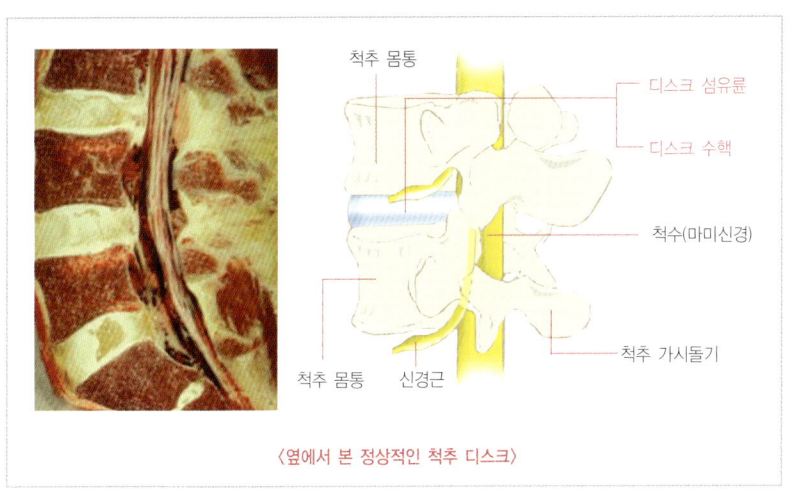

〈옆에서 본 정상적인 척추 디스크〉

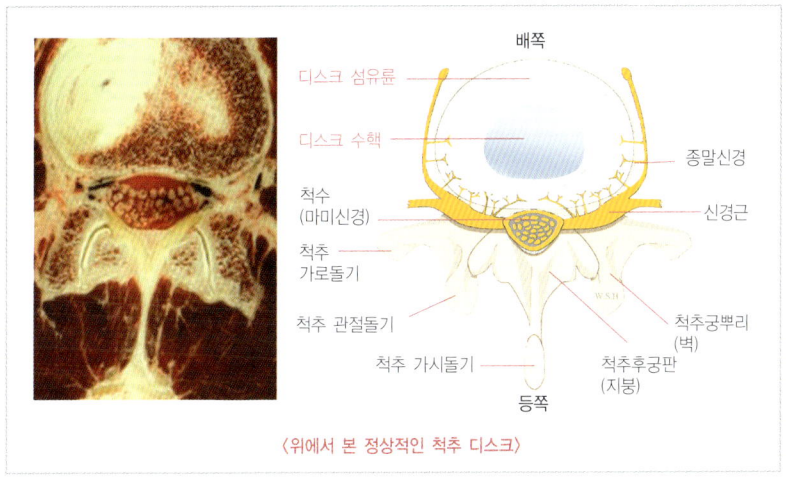

〈위에서 본 정상적인 척추 디스크〉

로 수십 겹 안전하게 감싸고 있는 '섬유륜'으로 이루어져 있다. 그런데 이 디스크 역시 세월의 흐름을 피해갈 수 없다. 나이가 들면서 수핵은 수분이 점점 빠지고 수핵을 보호하던 섬유륜 역시 뭉쳐 팽창하거나 얇아져 찢어지게 된다.

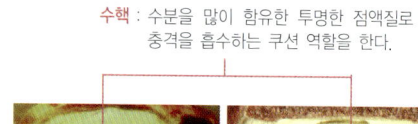
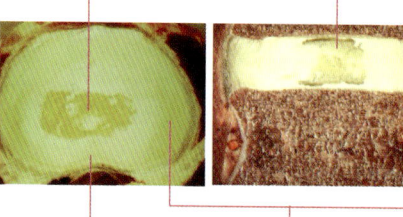
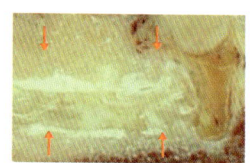
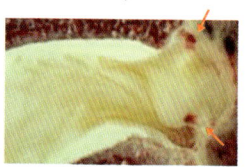

수핵: 수분을 많이 함유한 투명한 점액질로 충격을 흡수하는 쿠션 역할을 한다.

뒤쪽 섬유륜 부위가 가장 얇아서 비트는 등 무리한 자극을 가하면 찢어지기 쉽다.

섬유륜: 질긴 섬유질로, 수핵을 여러 각도로 겹겹이 감싸고 보호한다.

수핵의 수분이 줄고 납작해져 통증을 일으키는 디스크

이상혈관과 신경을 동반한 육아조직이 성장해 통증을 일으키는 디스크

〈정상적인 디스크〉 〈변성된 디스크〉

이렇게 수핵과 섬유륜이 약해진 상태에서 반복적인 압력이나 갑작스러운 충격이 가해지면 디스크는 여러 변화를 겪게 된다. 압력을 받은 수핵이 부풀고 탈출하면서 척추 신경근을 압박할 수도 있고, 수핵을 둘러싸고 있는 섬유륜이 갈라지고 찢어져 그 틈으로 수핵이 새어나와 흡수되지 않고 수년에 걸쳐 혈관과 신경이 내포된 새로운 알갱이 조직(육아조직)으로 성장할 수도 있다.

또 디스크가 수분과 탄력을 잃게 되면 닳아버린 타이어나 바람 빠진 튜브처럼 척추뼈 사이에서 원래의 쿠션 역할을 담당하지 못하게 될 수도 있다. 이렇게 디스크에 생긴 다양한 외상과 변성 변화가 통증의 원인으로 작용하고 있는 것이다.

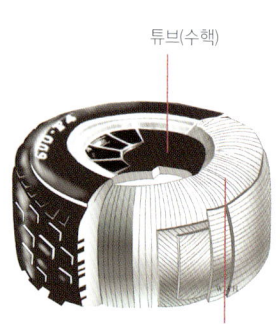

튜브(수핵)

타이어(섬유륜)

자동차 바퀴에 비유하면 수핵은 튜브, 섬유륜은 타이어에 해당된다.

세 종류의 디스크 병

가장 흔히 알려진 '디스크 병'은 디스크 수핵이 튀어나와서 척추 신경근을 압박해 통증을 일으키는 디스크(추간판) 수핵 탈출증(Herniated Nucleus Pulposus; HNP)이다.

하지만 디스크가 튀어나오지 않고 디스크 내부의 구조와 성질만 변화해도 척추 디스크 질환이 생길 수 있다. 척추 디스크 질환의 종류는 변성 과정에 따라 크게 디스크 내부 장애증과 디스크 수핵 탈출증, 디스크 변성증 세 가지로 구분할 수 있다.

디스크 병의 종류	주요 원인	대표적 증상
디스크 내부 장애증 Internal Disc Disruption; IDD	뒤쪽 섬유륜 손상 및 혈관과 신경을 동반한 새로운 육아조직의 성장	척추 중심부 통증(두통 및 경추통, 요통, 등배부통 등)이 주 증상
디스크 수핵 탈출증 Herniated Nucleus Pulposus; HNP	수핵이 튀어나와 척추 신경근을 압박	방사통(팔, 다리 등)이 주 증상
디스크 변성증 Degenerative Disc Disease; DDD	수핵의 수분이 줄어들어 딱딱해지고 디스크 높이가 줄어듦	척추 중심부 통증(두통 및 경추통, 요통, 등배부통 등)이 주 증상

디스크 내부 장애증

디스크 내부 장애증(Internal Disc Disruption; IDD)은 잘못된 자세나 무거운 물건 들기, 사고나 부상 시의 충격이 가해져 수핵을 둘러싸고 있는 섬유륜이 갈라지거나 찢어지는 디스크 병이다. 찢어진 섬유륜 틈으로 디스크 수핵이 새어들어가 섬유륜 3분의 1 지점의 바깥층에 분포한 신경과 만나면 염증 반응을 일으켜 통증을 유발한다.

디스크 내부 장애증

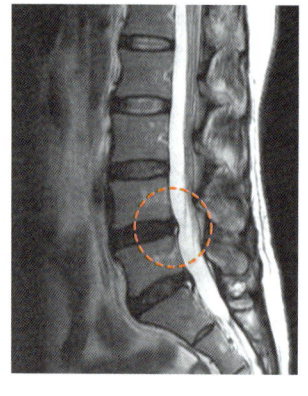

급성기에는 대개 약물 주사치료를 받으면 3~6주 만에 섬유륜 틈으로 새어들어간 수핵이 디스크 내로 흡수된다. 그러나 흡수되지 않고 섬유륜 안쪽으로 신생 혈관과 종말 신경이 새로 자라 들어가면, 6개월, 1년, 심하면 10년 20년이 지나도 사라지지 않고 알갱이 조직(육아조직)으로 자리 잡아 수시로 만성 통증을 유발한다.

디스크 수핵이 튀어나가 신경을 누르거나 신경강이 좁아진 경우가 아니므로 엑스레이(X-ray)나 컴퓨터단층촬영(CT) 검사만으로는 정확한 진단이 어려울 수 있다. 자기공명영상(MRI) 검사를 하면, 정상적인 디스크는 하얗게 보이지만 문제가 생긴 디스크는 까맣게 나타난다. 섬유륜 흉터는 보통 하얗게 보인다.

디스크 수핵 탈출증

디스크 수핵 탈출증(Herniated Nucleus Pulposus; HNP)은 잘못된 자세를 반복하면서 만성적으로 퇴행성 변화가 생겨 점차 약해졌거나 또는 갑작스러운 하중이나 외상으로 인해 뒤쪽 섬유륜이 찢어지고 그 사이로 수핵이 삐져나와 신경을 눌러 허리와 다리의 통증을 유발하는 질환이다.

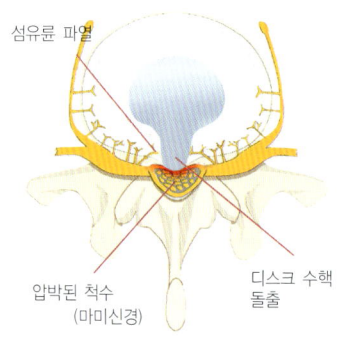

디스크 수핵의 수분이 빠지고 위아래 척추뼈 간격이 좁아진 경우에는 디스크가 부풀게 된다. 디스크 수핵이 갑자기

또는 점차 돌출하면서 디스크 바깥층에 분포된 인대나 신경을 압박하면 저리거나 통증을 느끼게 된다. 정도에 따라서 돌출, 탈출, 파열 단계로 나눈다. 정도가 심해져 디스크 수핵이 섬유륜을 찢고 나오는 탈출 단계에서는 신경 압박에 의한 통증뿐만 아니라 마비 증세가 올 수 있다. 튀어나온 디스크 수핵이 아예 떨어져나가면 진통제를 맞아도 잠시도 참기 어려운 통증과 보행에 지장이 생길 수 있다.

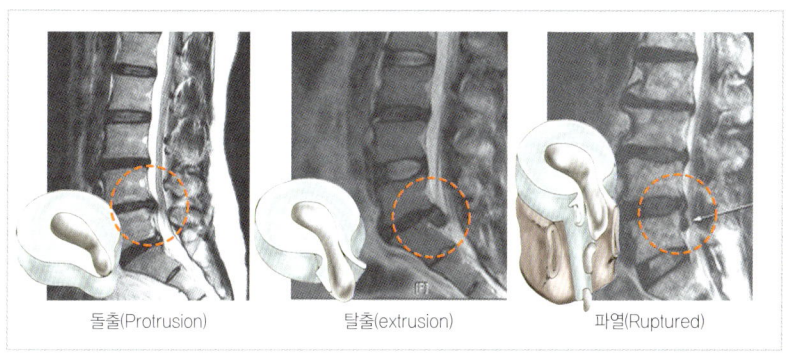

돌출(Protrusion)   탈출(extrusion)   파열(Ruptured)

디스크 변성증

모든 신체 기관은 나이가 들어감에 따라 퇴행성 변화를 겪게 된다. 디스크 역시 예외가 아니어서 나이가 들수록 수핵의 수분이 줄면서 딱딱해지고 디스크 높이는 줄어들게 된다. 디스크 외상이든, 디스크 퇴행이든, 혹은 디스크 수술 탓이든 디스크가 원래의 쿠션 기능을 담당하지 못해 충격을 흡수하지 못하고 통증을 일으키는 질환을 일러 디스크 변성증(Degenerative Disc Disease; DDD) 또는 디스크 부족증이라고 한다.

자연적 퇴행성 디스크는 보통 특별한 증상을 보이지 않는다. 그러나 디스크 수핵 탈출증이나 디스크 내부 장애로 인해 또는 디스크 수술 시 수핵이 많이 제거되어 디스크 부족증이 된 경우에는 잦은 통증이 나타난다.

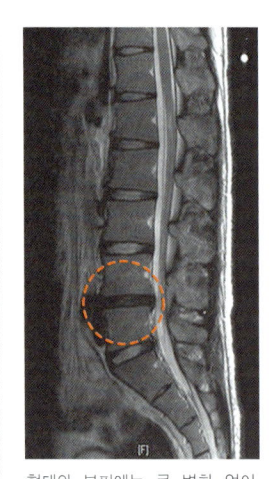 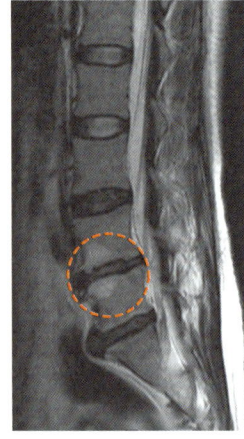 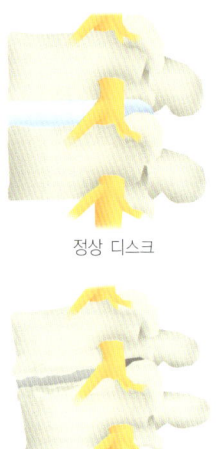

형태와 부피에는 큰 변화 없이 까맣게 보이는 젊은 층의 변성 디스크

디스크 높이가 많이 낮아진 만성 퇴행성 디스크 변성증

정상 디스크

디스크 변성증

MRI를 찍으면 보통 디스크가 까맣게 보이고 위아래 척추의 간격이 좁아져 디스크가 높이가 낮아져 있음을 확인할 수 있다. 최근에는 젊은 사람에게서도 이 디스크 변성증을 쉽게 볼 수 있다. 이 경우 자기공명영상(MRI) 검사 상 형태나 부피에는 큰 변화 없이 하얗게 보여야 할 디스크가 검게 보인다.

2 만성 척추 통증의 주범, 디스크 내부 장애증

마침내 비행기를 타고 한국의 척추 전문병원을 찾은 미국 여자프로골프(LPGA) 선수 A씨(31세). 그녀는 보다 정확한 진단 검사 후에야 비로소 오랫동안 자신을 괴롭혀온 요통의 원인을 알게 되었다. 진단명은 요추 디스크 내부 장애증. 엑스레이(X-ray)와 컴퓨터단층촬영(CT) 검사 결과 별다른 이상이 없었던 이유는 수핵가 튀어나와 신경을 압박하며 통증을 일으키는 디스크 탈출증(Herniated Nucleus Pulposus; HNP)이나 수핵의 수분이 줄어 디스크 간격이 좁아지는 디스크 변성증(Internal Disc Disruption; IDD)이 아니었기 때문이다.

디스크 내부 장애증의 통증 발생 기전

디스크 내부 장애증(Internal Disc Disruption)은 척추강 조영술이나 컴퓨터단층촬영(CT) 검사에서는 나타나지 않아 디스크 수핵 탈출증에 비해 상대적으로 덜 알려져 있다. 그런데 최근 병리해부학의 발달로 만성 요통의 주요 원인 중 하나로 손꼽히는 대표적인 척추 디스크 병으로 밝혀졌다.

디스크 내부 장애증은 디스크 수핵을 둘러싸고 있는 섬유륜의 손상에서 먼저 원인을 찾을

디스크 섬유륜 속의 육아조직은 타이어에 못이나 돌이 박혀 문제를 일으키는 원리와 같다.

Part 1 디스크 병의 새로운 비밀을 밝힌다

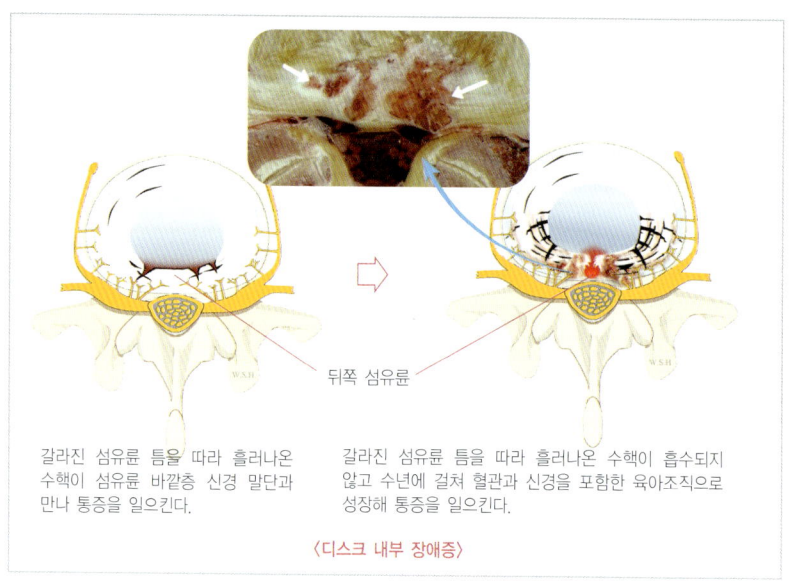

갈라진 섬유륜 틈을 따라 흘러나온 수핵이 섬유륜 바깥층 신경 말단과 만나 통증을 일으킨다.

갈라진 섬유륜 틈을 따라 흘러나온 수핵이 흡수되지 않고 수년에 걸쳐 혈관과 신경을 포함한 육아조직으로 성장해 통증을 일으킨다.

뒤쪽 섬유륜

〈디스크 내부 장애증〉

수 있다.

특히 뒤쪽 섬유륜이 가장 약한데, 이 뒤쪽 섬유륜이 지속적인 압박이나 갑작스러운 충격을 받으면 균열이 생기고 심할 경우 찢어질 수 있다. 이런 상태가 치료되지 않을 경우 디스크 내부에서는 크게 두 가지 변화가 일어난다.

먼저 수핵의 변화다. 수핵을 단단히 감싸고 있던 섬유륜이 갈라지면 그 틈새로 수핵이 스며들게 되는데, 이 수핵이 섬유륜 지름의 3분의 1 바깥층에 분포한 신경과 만나게 되면 염증 반응과 함께 통증을 일으키게 된다.

디스크 내부에서 일어나는 또 다른 변화는 원래는 없던 신생혈관과 종말 신경을 포함한 새로운 육아조직(granulation tissue)의 성장이다. 육아조직이란 모세혈관이 풍부한 과립상의 선홍색 연조직으로, 이는 상처를 복구하기 위한 생리적 반응에 의해 생겨난다.

하지만 흘러나온 디스크 수핵이 디스크 내부에 흡수되지 않고 점차 성장하게 되면 수시로 통증을 일으키는 원인이 되기도 한다. 섬유륜이 갈라지고 찢어지면 그 틈을 따라 혈관과 신경을 포함한 새로운 육아조직이 자라 들어가 만성적인 요통을 일으키는 것이다.

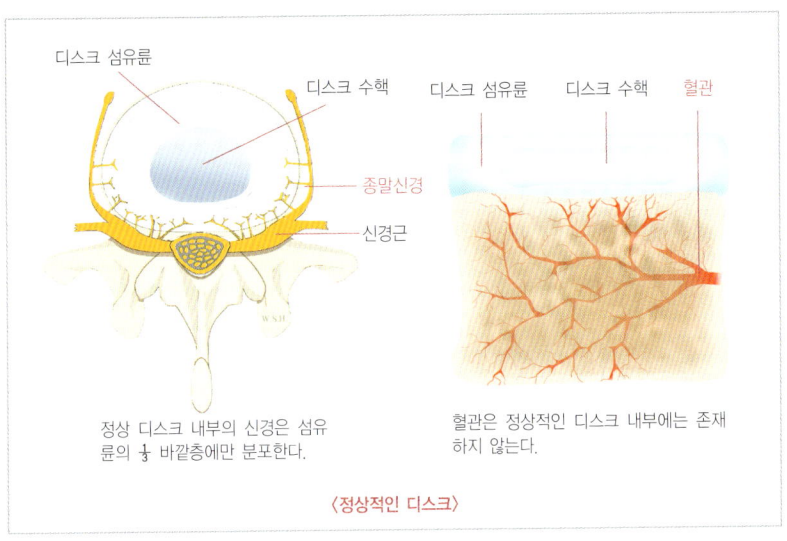

〈정상적인 디스크〉

정상 디스크 내부의 신경은 섬유륜의 ⅓ 바깥층에만 분포한다.

혈관은 정상적인 디스크 내부에는 존재하지 않는다.

디스크 내부 장애증의 증상

환자의 증상과 증후는 통증의 원인과 병의 진행 상황, 치료 방법을 판단하는 데 중요한 기준이 된다. 디스크 변성이 심하지 않고 디스크 연골판이 심하게 변하지 않고 디스크 높이도 낮아지지 않는 '디스크 내부 장애증'은 팔이나 다리에까지 퍼지는 방사통은 자주 생기지 않지만 주로 목이나 허리에 6개월 이상 간헐적인 만성 통증을 호소한다. 디스크 내부 장애증은 척추 모든 부위별에 생길 수 있는데, 크게 목과 허리 부위로 나누어 살펴보면 다음과 같다.

허리 디스크 내부 장애증

허리 디스크 내부 장애증은 주로 만성적인 허리 통증을 호소하고 다리까지 퍼지는 방사통은 심하지 않다. 이점에서 주로 한쪽 다리의 통증이나 저린 증상을 호소하는 디스크 탈출증 또는 척추관 협착증과는 구별된다.

오래 앉아 있으면 허리가 아프고, 앉았다가 일어서려고 하면 허리가 잘 펴지지 않아 엉거주춤한 자세를 취하게 된다. 손바닥으로 허벅지 또는 허리를 받쳐주어야 서서히 허리를 펼 수 있다.

자신도 모르게 무거운 물건을 들지 않으려는 경향을 보이며 허리를 숙인 채 일하거나 힘들게 일한 다음 날에는 요통이 더 심해진다. 30분 이상 같은 자세를 취하는 것도 힘들다. 쉬어도 통증이 금방 사라지지 않고 서서히 사라지는 특징을 보이기도 한다.

목 디스크 내부 장애증

목 디스크 내부 장애증은 국소적으로 통증이 있으면서 어깨나 팔에 통증이나 감각 이상, 저림증 등의 연관 증상이 나타날 수 있다.

오른쪽 목이 아프다가 왼쪽 목이 아프기도 하고, 하룻밤 자고 나면 오른쪽 견갑부가 아프던 것이 왼쪽 견갑부로 옮겨가기도 한다. 이른바 이동성 통증의 소견을 보인다. 평소에 멀쩡하다가 자세를 바꾸거나 특정 동작을 취하면 디스크 내부가 교란되어 갑자기 목덜미 통증이 생기기도 한다. 이 경우, 몇 시간 동안 또는 하루나 이틀 동안 아프다가 또 슬그머니 사라진다.

통증이 있는 반대 방향으로 움직이면 줄어드는 특징도 있다. 앞쪽 목 디스크 내부 장애증의 경우 목을 숙이면 어깨나 팔의 연관통은 사라지지만 목이 아프고 음식을 삼킬 때 이상을 느낀다. 뒤쪽 목 디스크 내부 장애증의 경우, 목을 젖히면 어깨나 팔의 연관통은 사라지지만 목이 아프다.

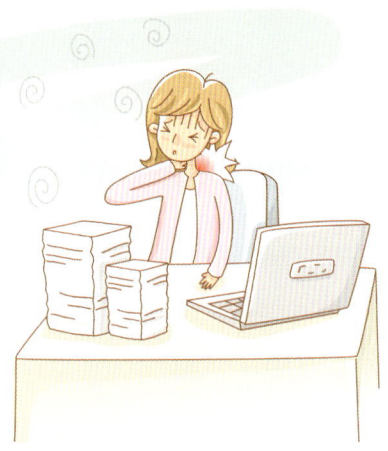

특징적으로 어지러움증이나 두통이 오는 뇌증후군이 동반되는 경우가 잦다. 눈이 빠지는 듯한 안과적 불편을 호소하기도 한다.

등 디스크 내부 장애증

등 디스크 내부 장애증은 등배부통이 잦고 가끔 흉부통을 호소한다. 하지만 환자의 임상 증상만으로는 다른 질환과 혼동하기 쉬워 목이나 허리 부위에 비해 진단이 쉽지 않다.

여성의 경우 등배부통이나 흉부통이 브래지어 압박 때문이라고 착각하기 쉽고, 왼쪽 가슴이 불편한 경우에는 심장 쪽의 협심증으로 의심하기 쉽다. 가슴 한복판이 불편해지면 식도염으로, 옆구리 통증이 오면 콩팥 이상이나 늑골신경통으로 잘못 의심하기 쉽다.

디스크 내부 장애증의 진단

디스크 내부 장애증은 이른바 '겉은 멀쩡한데 속이 병든 디스크'다. 따라서 엑스레이(X-ray)나 컴퓨터단층(CT) 촬영을 해보면 디스크가 튀어나오

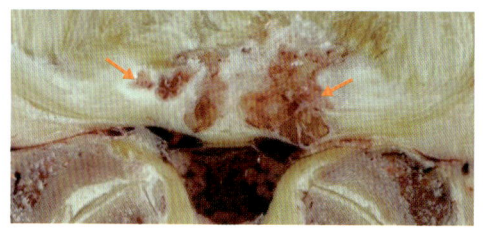

디스크 조영술로 본 디스크 내부 장애증. 섬유륜 안으로 자라 들어간 혈관과 육아조직(화살표)이 보인다.

거나 신경이 좁아져 있지 않아 별다른 이상이 없는 것으로 진단하기 쉽다. 특징적 증상으로 이 병이 의심되면 정확한 진단이 필요하다.

보다 정확한 검사는 자기공명영상(MRI) 촬영을 통해 가능하다. 자기공명영상(MRI) 촬영을 해보면 건강한 디스크 수핵은 하얗게 보이지만 디스크 내부 장애증의 경우 신호 강도가 저하되어 까맣게 보인다. 또 섬유륜이 손상된 부위가 하얀 점처럼 나타난다. 하지만 일명 블랙 디스크(black disc)는 디스크 높이가 현저하게 줄지 않은 젊은 층의 디스크 변성증 환자에게서도 발견되므로 보다 정확한 감별을 위해서는 통증 유발 디스크 조영술이

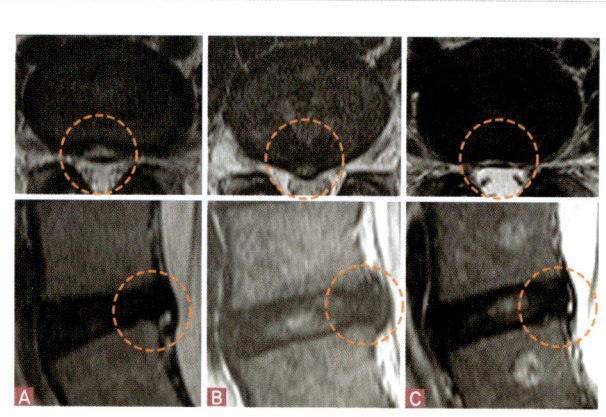

MRI에서 하얗게 나타나는 부위가 섬유륜이 손상된 부위다
A : 섬유륜이 손상됐으나 저절로 흉터가 생기고 아물어 통증을 유발하지 않는 상태
B : 수핵이 돌출되어 심한 요통과 미세한 다리 통증이 생긴 상태
C : 찢어진 섬유륜 틈으로 육아조직이 성장해 요통이 생긴 상태

필요하다.

  통증 유발 디스크 조영술은 디스크 내부에 조영제를 주사해 의도적으로 통증을 유발해 섬유륜이 찢어진 곳을 알아내는 방법이다. 디스크 내부 장애증이 있는 디스크는 섬유륜이 갈라지거나 찢어져 있으며, 그 틈으로 흘러 들어간 수핵이나 신경과 혈관을 포함한 육아조직을 관찰할 수 있다.

Part 2
디스크 치료의 혁명, 내시경 디스크 성형술

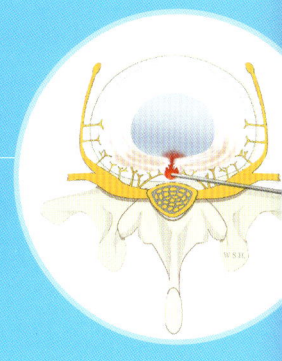

1 왜 디스크를 성형하는가?

마침내 자신의 병명이 디스크 내부 장애증임을 알게 된 유명 미국 여자 프로골프 (LPGA) 선수 G씨(31세). 하지만 그녀는 선뜻 수술을 결정할 수 없었다. 미국의 한 대학병원에서는 디스크 절제술을 권했지만, 평소 그녀는 척추 수술을 받으려면 은퇴까지 각오해야 한다고 생각해왔기 때문이다. 만성 요통으로 인해 스윙 동작에 어려움을 겪고 LPGA 출전을 못하면서 적극적인 치료를 망설여온 것도 같은 이유에서였다. 그런데 "디스크를 절제하지 않고 성형하는 방식으로 고친다"는 담당 척추전문의의 설명을 듣고 난 후 그녀는 흔쾌히 '내시경 허리 디스크 성형술'을 받기로 결정했다.

'내시경 허리 디스크 성형술'은 과연 어떤 시술이며, 이 시술의 어떤 점이 '버디 퀸' G씨의 마음을 움직인 것일까?

'정상 디스크 보존'이 디스크 성형술의 핵심

'내시경 디스크 성형술'은 미세하고 유연한 내시경 레이저 기구를 사용하여 디스크 앞쪽과 중앙의 건강한 수핵은 전혀 손상시키지 않고, 통증을 일으키는 뒤쪽 섬유륜의 병변만을 선택적으로 치료하는 획기적인 만성 디스크 병 치료술이다.

자세히 풀이하면 '경피적(Percutaneous) 내시경(Endoscopic) 디스크 성형술(Discoplasty)'이라고 하는데, 기존의 척추 디스크 수술법이 대체로 '디스크 절제술(Discectomy)'이라는 용어를 사용하는 것과 달리 이 시술은

'디스크 성형술(Discoplasty)'이라고 표현한다.

그렇다면 왜 디스크(Disc)를 '성형(Plasty)'하는 것일까?

'성형술'이라는 말은 흔히 미용을 목적으로 하는 수술로 알려져 있지만, 척추 디스크 치료에 있어서는 보다 깊은 치료 철학이 담겨 있다.

그것은 바로 '최대한 정상 조직을 보존하여 최대한 원래의 건강한 기능을 복원하도록 돕는 것'이다. 통증을 해소하기 위해 무조건 병소 부위를 크게 제거하고 주변의 건강한 조직까지 파괴해버린다면, 우리 몸은 본래의 생리 기능을 잃게 되고 수술 후 합병증이나 후유증의 위험으로부터도 자유로울 수 없게 된다. 내시경 디스크 성형술은 바로 이러한 위험성을 없애면서 치료 성공률은 90%대로 높인 디스크 병 치료술이다.

이 시술은 피부와 근육을 절개하여 벌리거나 척추뼈를 잘라내는 방법을 사용하지 않는다. 젓가락처럼 가느다란 내시경 관을 피부에 찌르듯이 삽입해 병소가 있는 뒤쪽 섬유륜만을 선택적으로 치료한다.

찢어진 섬유륜 속으로 흘러들어간 수핵이나 섬유륜 속에 새로 자리 잡은 육아조직을 선택적으로 수축 기화시키고, 섬유륜 속으로 깊이 자라들어간 이상 감각신경은 차단해준다. 이렇게 통증의 원인을 제거한 다음에는 갈라지고 찢어진 섬유륜을 레이저로 봉합해 다시 튼튼하게 만들어준다. 이때 앞쪽과 중앙의 건강한 디스크 수핵과 섬유륜은 건드리지 않고 보존하여 디스크 본래의 쿠션 기능을 잃지 않도록 해주는 것이 이 시술의 핵심이다.

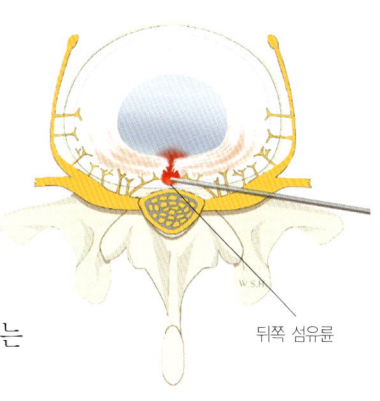

뒤쪽 섬유륜

내시경 디스크 성형술은 앞쪽과 중앙의 건강한 수핵은 전혀 건드리지 않고, 뒤쪽 섬유륜의 병소만을 선택적으로 치료한다.

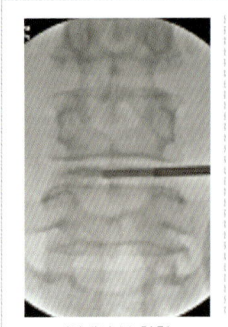 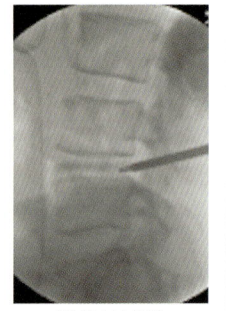

〈앞에서 본 척추〉 〈옆에서 본 척추〉
디스크 조영술로 본 시술 장면. 가느다란 내시경 관이 들어가 뒤쪽 섬유륜을 치료하고 있다.

통증의 원인이 되는 병소를 직접 치료하면서도, 건강한 디스크 수핵은 최대한 보존하고 손상된 섬유륜은 다시 튼튼하게 만들어주기 때문에 시술 후에도 역동적인 스포츠나 노동이 가능할 만큼 건강한 상태로 돌아갈 수 있다.

단순한 통증 해소에만 머물지 않고 인간의 삶의 질까지 향상시켜주는 만성 디스크 병 치료술, 그것이 바로 내시경 디스크 성형술인 것이다.

시술 기구는 더 미세하게, 시술 방법은 더 정교하게

디스크 앞쪽과 중앙의 건강한 수핵은 보존하면서 병소가 있는 뒤쪽 섬유륜만을 선택적으로 치료하기 위해서는 매우 미세한 시술 기구와 보다 정교한 시술 방법이 요구된다.

내시경 디스크 성형술에 사용되는 내시경 기구는 매우 가늘고 유연하다. 허리 디스크 성형술은 약 2.5mm 굵기의 내시경 작업관을, 목디스크 성형술은 약 1.5mm 굵기의 내시경 작업관을 사용한다. 여기에 각각 디스크 내부를 관찰할 수 있는 내시경 조명과 병소를 치료하는 레이저 그리고 병소 주변의 염증 유발 물질을 세척하는 식염수가 통과하는 약 0.3mm 굵기의 가는 줄 세 가닥이 달려 있다.

내시경 디스크 성형술은 마치 젓가락으로 삶은 고구마를 찌르듯이, 가느다란 내시경 관을 피부에 삽입하는 방식으로 이루어진다. 이 내시경 기구는

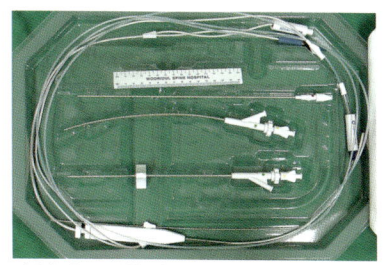 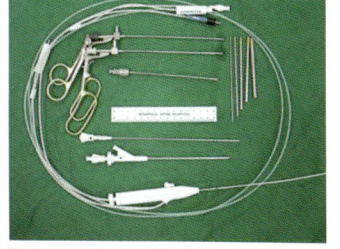

〈허리 디스크 성형술용 내시경 관 : 지름 약 2.5mm〉　〈목 디스크 성형술용 내시경 관 : 지름 약 1.5mm〉

디스크 성형술의 내시경 기구는 미세한 작업관 하나에 내시경 조명과 레이저, 식염수가 통과하는 세 가닥의 줄(지름 약 0.5mm)이 달려 있다.

매우 미세하기 때문에 피부나 근육을 크게 절개하거나 척추뼈를 잘라낼 필요가 없다. 따라서 시술 후 회복이 빠르고 흉터가 남지 않는다. 시술 중에는 신경을 압박하지 않아 환자가 느끼는 통증 역시 적다.

또 유연한 내시경 기구는 좌우로 방향 조작이 용이해 병소를 직접 치료할 수 있도록 한다. 만약 직경이 크고 단단한 내시경 기구를 사용한다면 뒤쪽 섬유륜의 병소만을 정교하게 치료하는 데 어려움이 따를 것이다.

병소는 제거하고 상처는 치유하는 '레이저'

내시경 디스크 성형술은 수술용 메스가 아니라 빛으로 이루어진 레이저를 사용해 뒤쪽 섬유륜의 병소를 치료한다.

레이저는 1960년대 초부터 의학 분야에 사용되었는데, 그 종류도 다양하다. 그중 최소 침습 방식의 척추 디스크 치료에 폭넓게 사용되는 것은 홀뮴 야그(Ho:YAG) 레이저다. 강렬한 2.0㎛의 물 흡수띠를 형성해 정밀한 접근이 가능하고, 연속파 레이저나 근적외선 레이저와 달리 펄스형이어서 최대한 주변의 건강한 조직까지 열을 방사하지 않는 등 많은 장점이 있기 때문

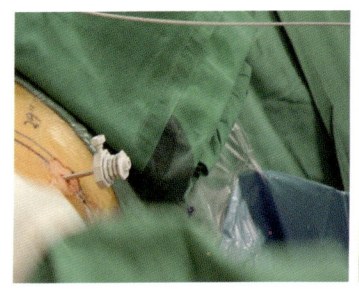 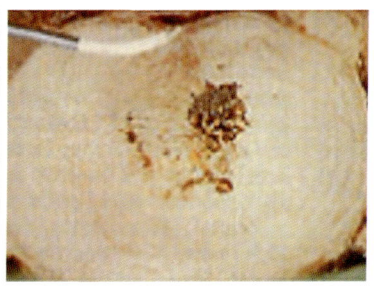

미세한 내시경 기구는 시술 중 통증이 적고 흉터가 남지 않는다.(왼쪽)
유연한 내시경 기구는 좌우로 방향 조작이 용이해 병소가 있는 뒤쪽 섬유륜에 정확히 접근할 수 있다.(오른쪽)

이다.

  내시경 디스크 성형술의 중요한 치료수단 역시 이 홀뮴야그 레이저다. 여기에 내시경과 식염수로 계속 레이저 열을 식히는 장치가 달려 있는 형태이다. 이 시술에서 레이저는 뒤쪽 섬유륜에서 통증을 일으키는 원인들을 제거하고, 손상된 섬유륜을 다시 튼튼하게 봉합하는 기능을 동시에 수행한다.

  찢어진 섬유륜 속에 비정상적인 혈관과 신경을 동반한 육아조직이 자라난 경우, 레이저를 쏘아 이 육아조직을 수축하고 기화시키면 통증이 사라진다. 또 찢어진 섬유륜 틈을 따라 흘러나온 수핵이 섬유륜 바깥 층의 신경과 만나 통증을 일으키는 경우, 레이저를 쏘아 탈출 수핵은 수축 기화시키고 섬유륜 바깥을 감싸고

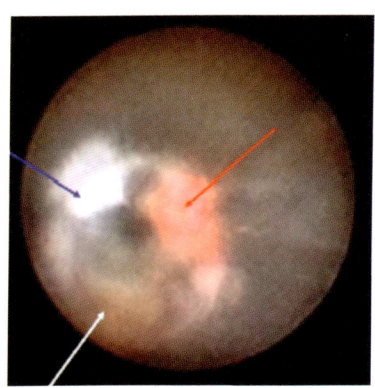

내시경으로 본 디스크 성형술 장면. 홀뮴야그 레이저(빨간 화살표)는 육아조직(파란 화살표)을 기화 수축시키고, 손상된 섬유륜(하얀 화살표)을 봉합하는 기능을 동시에 수행한다.

있는 통증감각신경 말단을 차단해주면 역시 통증이 사라진다. 이때 생리식염수로 디스크 내부를 계속 세척해주면, 통증 유발 물질을 제거하는 동시에 레이저로 인한 주변 정상 조직의 열 손상을 방지하고 감염도 예방할 수 있다.

마지막으로 갈라지고 찢어진 섬유륜을 레이저로 봉합해주면, 쿠션 역할을 하는 수핵을 안전하게 감싸고 보호할 수 있는 튼튼한 타이어 상태로 돌아간다.

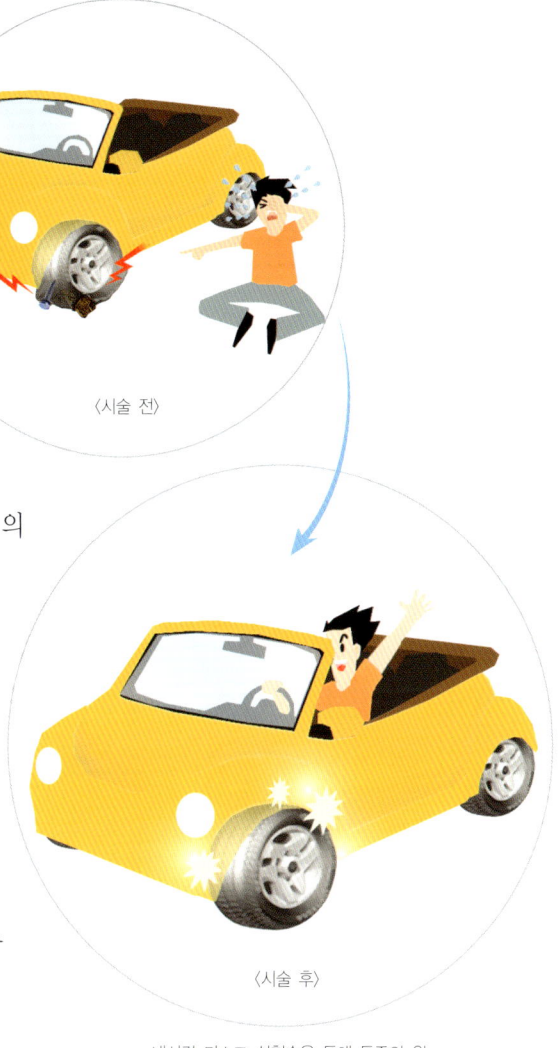

〈시술 전〉

〈시술 후〉

내시경 디스크 성형술을 통해 통증의 원인이 제거되고 튼튼하게 복구된 섬유륜은 쿠션 역할을 하는 수핵을 안전하게 감싸 준다.

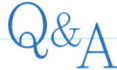

내시경 디스크 성형술, 이 점이 궁금해요!

남녀노소 누구나 수술을 두려워한다. 젊은 사람은 괜히 수술을 했다가 보기 싫게 흉터가 생기지 않을지, 활동적인 스포츠를 즐길 수 없게 되는 건 아닌지 걱정할 것이며, 고령자는 혹시 전신마취에서 깨어나지 못하는 것은 아닌지, 수술 후 합병증이나 후유증은 없을지 걱정을 하게 마련이다. 내시경 디스크 성형술은 바로 이러한 기존 척추 수술의 위험성과 한계를 해결하면서 시술 후 삶의 질은 높여주는 혁신적인 시술법이다.

Q 시술 후 마취에서 깨어나지 못할까봐 두려워요
A 내시경 디스크 성형술은 국소마취를 시행합니다.
전신마취가 아닌 국소마취를 시행하기 때문에 환자는 의식이 있는 상태에서 의사와 대화를 나누며 안전하게 시술을 받을 수 있어요. 따라서 젊은 층뿐만 아니라 70~80대 초고령 층의 환자도 안심할 수 있습니다.

Q 사정상 입원을 위해 장기간 휴가를 낼 수 없어요.
A 내시경 디스크 성형술은 하루 만에 퇴원할 수 있습니다.
입원부터 퇴원에 걸리는 시간은 평균 24시간입니다. 또 회복이 빨라서 바쁜 수험생이나 직장인도 장기 입원에 대한 부담을 가질 필요가 없습니다.

Q 보기 싫은 흉터가 남는 게 싫어요.
A 내시경 디스크 성형술은 흉터가 남지 않습니다.
피부나 근육을 절개하지 않고, 젓가락처럼 가는 내시경 관을 피부에 찌르듯이 삽입해 치료하기 때문에 시술 중 신경을 압박하지 않아 통증이 적고 흉터가 남지 않습니다.

Q 시술 후 활동에 제약은 안 생기나요?
A 시술 후에도 활동적인 스포츠나 노동이 가능합니다.
시술 후에도 스포츠나 노동, 성생활과 같은 활동적인 일상생활이 가능하며, 시술 후 오히려 허리에 힘이 들어가고 튼튼해지는 경우도 많습니다.

Q 후유증이나 합병증의 위험은 없나요?
A 내시경 디스크 성형술은 매우 안전합니다.
뼈나 근육을 절제하지 않고 건강한 디스크를 대부분 보존하기 때문에 척추관의 손상이나 척추 불안정증을 유발하지 않습니다. 또 시술 중 항생제가 혼합된 식염수로 디스크 내부의 독소를 씻어내므로 감염률이 매우 낮습니다. 척추 신경을 전혀 건드리지 않아 신경 경막 외부 출혈이나 신경 주위 섬유 유착이 생기지 않습니다.

2 내시경 디스크 성형술, 기존 수술과 어떻게 다른가?

6개월 이상의 보존요법에도 호전되지 않는 만성 디스크 병 환자에게는 보다 근본적인 치료가 요구된다. 그렇다면 환자는 어떤 기준으로 치료 방법을 선택해야 할까? 우선은 치료 효과가 좋아야 하며, 치료 방법이 안전하고 회복이 빨라야 하며, 무엇보다 치료 후에도 정상인과 같이 활동적인 일상생활을 누릴 수 있어야 한다.

하지만 기존의 비수술적 방법은 비교적 안전하지만 치료 효과가 일관되지 않고, 전통적 수술은 자칫 '호미로 막을 일을 가래로 막는' 선택이 될 수 있다. 그렇다면 디스크 병 치료의 새로운 대안으로 주목받고 있는 '내시경 디스크 성형술(Percutaneous Endoscopic Discoplasty)'은 기존의 치료법과 어떤 차이가 있을까?

디스크 치료, 최선은 디스크 성형술

디스크 내부 장애증이나 디스크 수핵 탈출증으로 인한 통증은 운동요법, 물리치료, 통증주사치료와 같은 보존적 치료로 호전되는 경우도 있다. 하지만 1년에 두세 차례 이상 움직일 수 없을 정도로 통증이 생기거나, 6개월 이상 만성적인 통증으로 인해 스포츠나 활동적인 일상생활을 할 수 없다면 보다 근본적인 치료가 필요하다.

만성 디스크 병을 위한 근본적인 치료 방법은 디스크 내 고주파열 치료술이나 내시경 디스크 시술과 같은 최소 침습적 시술부터, 인공 수핵 치환술,

인공 디스크 치환술, 척추뼈 융합술과 같은 전통적 수술에 이르기까지 다양하다.

하지만 고주파열 치료술과 같은 최소 침습적 방법은 절차가 간단한 반면 그동안 좋은 치료 성적을 보여주지 못했고, 통증이 있는 디스크를 제거하고 인공 보형물을 삽입하거나 추가적으로 나사못을 고정하는 방식의 전통적 수술은 척추 근육을 훼손하고 척추뼈를 일부 제거하기 때문에 합병증과 후유증 위험이 상존했다.

또 경피적 내시경 디스크 절제술(Percutaneous Endoscopic Discectomy)은 주로 엉덩이와 다리, 어깨와 팔 쪽으로 퍼지는 방사통에는 좋은 효과를 보였지만 두통이나 경추통, 요통, 그리고 등배부통 같은 척추 중심부의 만성 통증에는 일관된 치료 성적을 거두지 못했다.

이러한 이유로 최근에는 치료율은 90%대로 높이면서 전통적 척추 수술의 위험성은 낮춘 내시경 디스크 성형술(Percutaneous Endoscopic Discoplasty)이, 보존적 치료에 증상 호전이 없는 만성 디스크 병 환자를 위한 혁신적인 치료법으로 주목받고 있다.

"지금 내게 필요한 건 혁신적인 디스크치료술이야!"

기존의 비수술적 시술
"치료 성공률이 낮아요"

기존의 전통적 수술
"합병증 후유증의 위험이 높아요"

디스크 병 치료의 새 지평을 연 '내시경 디스크 성형술'

우리들병원 이상호 박사 척추연구팀은 요통과 같은 척추 중심부 통증은 물론 팔다리 연관통까지 90%대의 높은 성공률로 치료할 수 있는 첨단 시술을 세계적 권위의 학술지에 발표했다. 척추연구팀은 2010년 세계적인 학술지 《World Neurosurgery》 3월호(World Neurosurg. 2010 Mar;73(3):198-206; discussion e33. Epub 2009 Mar 27.)를 통해 만성 디스크성 요통의 주요 원인이 뒤쪽 섬유륜의 손상에 있음을 주목하고, 현미경 조직 검사를 통해 찢어진 뒤쪽 섬유륜 속에 자리잡은 이상혈관과 이상신경을 포함한 깨알 같은 육아조직의 존재를 밝혀냈다.

또 이처럼 뒤쪽 섬유륜이 손상된 환자들 가운데 6개월 이상의 보존요법에도 호전되지 않고 만성적인 요통을 호소하는 환자를 대상으로 내시경 디스크 성형술을 시행하여 93.3%의 높은 성공률을 거두었다고 보고했다.

시술을 받은 환자군에는 찢어진 뒤쪽 섬유륜 속으로 육아조직이 성장해 주로 허리 통증을 일으킨 경우와 디스크 수핵이 볼록하게 튀어나와 섬유륜 바깥층 신경을 자극해 주로 다리 통증을 일으킨 경우가 모두 포함되었으며, 내시경 디스크 성형술을 받은 후 요통은 물론 다리 통증까지 호전되는 결과를 보였다.

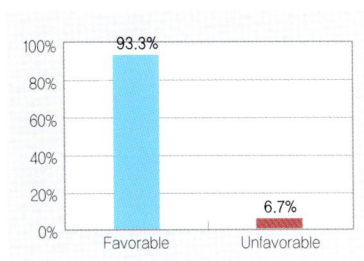

1,875건의 환자에게 내시경 디스크 성형술을 시행하여 93.3%의 높은 성공률을 거두었다.

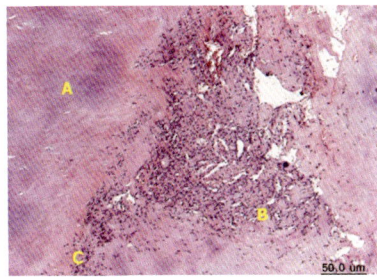

현미경으로 본 디스크 내부 장애증
A: 섬유륜 B: 혈관 C: 알갱이 모양의 육아조직

디스크 성형술과 기존의 디스크 치료술과의 비교

'내시경 디스크 성형술(Percutaneous Endoscopic Discoplasty)'은 기존의 치료법과 어떤 차이점이 있어 디스크 병 치료의 새로운 대안으로 주목받고 있는 것일까?

디스크 내 고주파열 치료술과의 비교

디스크 내 고주파열 치료술(IntraDiscal Electro Thermal Therapy, IDET)은 디스크의 손상과 퇴행 과정에서 발생하는 디스크 병인성 만성 통증을 특수한 바늘을 사용해 고주파열로 치료하는 시술이다.

가늘고 긴 주삿바늘을 디스크 속에 삽입한 다음 90℃의 고주파열을 가해, 통증을 느끼는 신경은 차단하고, 손상된 섬유륜은 강화시켜 튼튼하게 만들어주는 원리다.

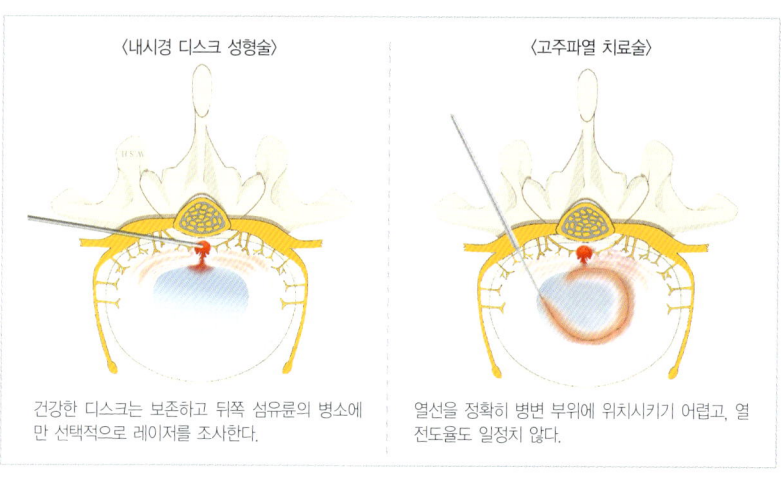

〈내시경 디스크 성형술〉 건강한 디스크는 보존하고 뒤쪽 섬유륜의 병소에만 선택적으로 레이저를 조사한다.

〈고주파열 치료술〉 열선을 정확히 병변 부위에 위치시키기 어렵고, 열전도율도 일정치 않다.

디스크 내 고주파열 치료술은 전신마취를 하지 않고 시술 방법이 간단하여 많이 시행되어왔지만 그동안 성공적인 치료 성적을 보여주지는 못했다.

특히 의사가 디스크 내부의 병소 부위를 관찰하며 시술할 수 없다는 점이 이 시술의 중요한 단점이다. 때문에 시술 시 열선을 정확히 병변 부위에 위치시키기 어렵고, 병변 부위에 열이 정확히 전달되었는지 확인할 방법도 없다. 디스크의 변성 정도에 따라 열전도율도 일정치 않다.

이에 반해 내시경 디스크 성형술은 고해상도 내시경을 통해 디스크 내부를 면밀히 관찰할 수 있다. 때문에 건강한 디스크 조직은 전혀 손상시키지 않고 오직 통증을 일으키는 섬유륜의 병소에만 정확히 레이저를 쏘아 치료할 수 있다. 전신마취가 아닌 국소마취를 시행하며, 미세한 내시경 관만을 삽입한다는 점에서는 고주파열 치료술만큼 절차가 간단하다.

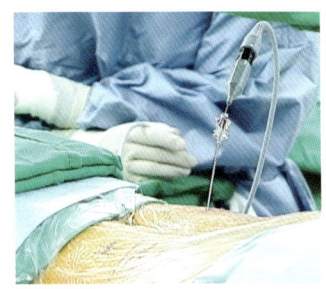

레이저를 이용해 동시에 다양한 처치를 할 수 있는 점도 큰 장점이다. 고주파열 치료술은 통증신경을 차단하고 손상된 섬유륜은 강화시키는 정도의 처치만 가능하지만, 내시경 디스크 성형술은 손상된 섬유륜을 봉합하고 섬유륜 주변의 감각신경

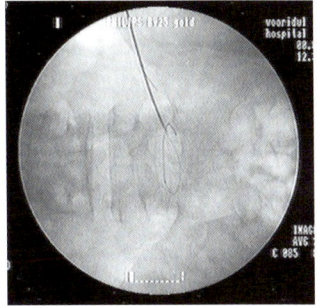

디스크 내 고주파열 치료술 시술 장면

은 차단하면서 추가적으로 통증을 일으키는 육아조직이나 탈출된 수핵을 제거할 수 있다. 따라서 고주파열 치료술은 주로 경추통과 요통과 같은 척추 중심부 통증만을 치료하지만, 내시경 디스크 성형술은 척추 중심부 통증은 물론 팔다리로 퍼지는 방사통까지 함께 치료할 수 있다.

경피적 내시경 디스크 절제술과의 비교

척추 디스크 치료 분야는 내시경과 레이저 그리고 각종 미세 기구의 발달에 힘입어 비약적으로 발전해왔다. 특히 1990년대부터 미세한 내시경 관만을 삽입한 다음 레이저를 이용해 정확히 디스크의 병소를 치료하는 '내시경 척추 디스크 시술(Percutaneous Endoscopic Discectomy)'을 본격적으로 시행하면서 단순히 통증 해소에만 머물지 않고 환자의 삶의 질까지 향상시키는 성과를 거두게 된다.

레이저가 부착된 내시경 기구를 사용하는 척추 디스크 시술은 크게 경피적 내시경 디스크 절제술(Percutaneous Endoscopic Discectomy)과 경피적 내시경 디스크 성형술(Percutaneous Endoscopic Discoplasty)로 나눌 수 있다.

내시경 디스크 시술과 내시경 디스크 성형술 모두 국소마취를 시행하고, 가는 내시경 관을 삽입한 다음, 레이저를 이용해 디스크를 치료한다는 점에서는 같다.

하지만 내시경 기구의 크기와 시술 방법에는 차이가 있으며, 그로 인해 치료가 가능한 대상과 치료 효과는 역시 달라진다.

디스크 절제술은 디스크 성형술에 비해 지름이 크고 단단한 내시경 기구를 사용한다. 이 내시경 기구는 주로 척추 신경근을 압박하는 탈출 수핵을 제거하는 데 적합하다. 따라서 디스크 수핵 탈출증의 주 증상인 엉덩이와 다리, 어깨와 팔 쪽으로 퍼지는 방사통 치료에 매우 효과가 좋은 반면, 두통이나 경추통, 요통, 그리고 등배부통 같은 척추 중심부의 만성 통증에는 일관된 효과를 기대하기 어렵다.

내시경 디스크 성형술은 내시경 디스크 절제술보다 훨씬 미세하고 유연한 내시경 기구를 사용한다. 이 내시경 기구는 매우 미세하고 유연하기 때문에 손상된 뒤쪽 섬유륜만을 선택적으로 치료하기에 적합하다. 따라서 디

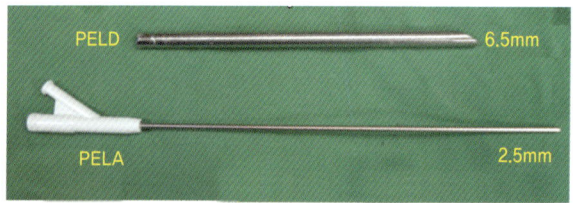

지름 약 6.5mm의 내시경 레이저 허리 디스크 시술(PELD)용 내시경(위) 기구와 지름 약 2.5mm의 내시경 레이저 허리 디스크 섬유륜 성형술(PELA)용 내시경 기구(아래)

내시경 디스크 성형술과 내시경 디스크 절제술의 비교

	내시경 디스크 성형술 Percutaneous Endoscopic discoplasty	내시경 디스크 절제술 Percutaneous Endoscopic Discectomy
내시경 관의 지름	내시경 허리 디스크 성형술용 : 약 2.5mm 내시경 목 디스크 성형술용 : 약 1.5mm	내시경 허리 디스크 절제술용 : 약 6.5mm 내시경 목 디스크 절제술용 : 약 4mm
내시경 기구의 유연성	유연하다.	단단하다.
주요 적응증	● 섬유륜이 찢어지고 그 사이로 혈관과 신경이 자라 들어가 흉터가 되어 요통을 일으키는 디스크 내부 장애증 ● 크기가 작고 섬유륜 속에 내포된 디스크 수핵 탈출증 ● 말라서 딱딱해지거나 높이가 많이 낮아지지 않은 디스크 변성증	● 파열되어 이동되지 않고 척추뼈나 인대에 이상이 없는 대부분의 디스크 수핵 탈출증
주요 치료 증상	두통 및 경추통, 요통, 등배부통 같은 척추 중심부 통증에 우선적으로 효과가 좋고, 심하지 않은 방사통도 함께 치료 가능	팔, 손목, 엉덩이, 허벅지, 종아리, 발 등 부위의 방사통에 우선적으로 효과가 좋고, 척추 중심부 통증도 함께 치료 가능
시술 방법	디스크 수핵 전체를 보존한다.	디스크를 일부 절제한다.

스크 내부 장애증의 주 증상인 척추 중심부의 만성통증에 효과가 좋으며, 탈출이 심하지 않고 섬유륜 속에 동그랗게 내포된 디스크 수핵 탈출증도 치료할 수 있어 팔다리의 방사통 치료에도 효과를 기대할 수 있다.

관혈적 디스크 절제술과의 비교

관혈적 디스크 절제술(Open Discectomy)은 전신마취를 한 뒤, 피부와 근육을 절제하고 현미경으로 디스크 내부를 관찰하면서 통증을 일으키는 디스크를 수술용 집게로 제거하는 방법이다.

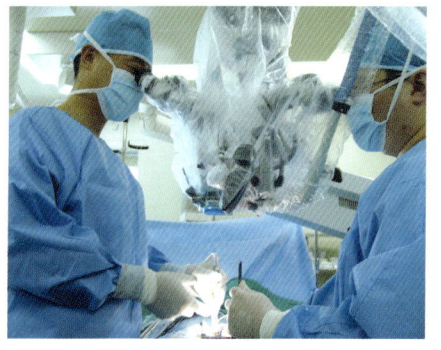

관혈적 현미경 디스크 절제술 장면

이 수술은 가느다란 내시경 관을 삽입해 레이저로 치료하는 디스크 성형술에 비해 수술 상처가 깊고 광범위하며, 근육과 척추뼈에 일부 손상을 준다. 전신마취에 따른 부작용도 배제할 수 없다. 특히 목이나 등 부위는 허리 부위에 비해 척추관이 매우 좁기 때문에 현미경 절개술을 시행할 경우 상대적으로 위험성이 더 높다.

 수술 후 척추불안정증으로 이어질 가능성도 상존한다. 수술용 집게는 기구가 크고 둔탁하기 때문에 레이저에 비해 디스크 조직을 더 많이 제거할 수밖에 없다. 이로 인해 디스크 높이가 점차 낮아져 척추뼈가 내려앉으면 인공 디스크로 교체하거나 척추뼈를 융합하고 다시 나사못으로 고정하는 2차 수술까지 고려해야 한다.

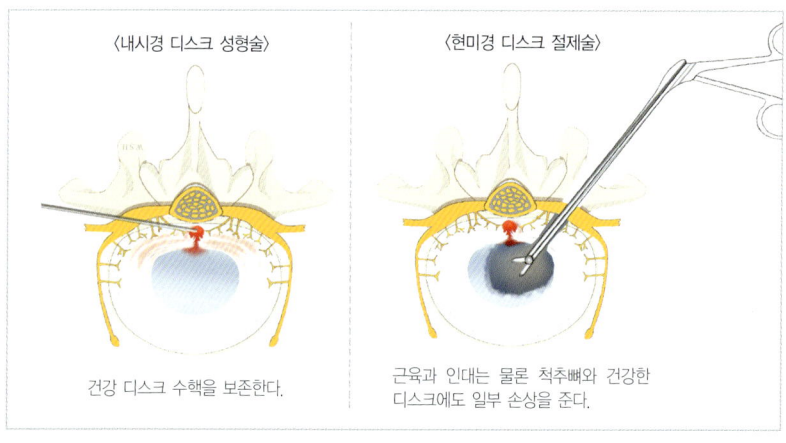

〈내시경 디스크 성형술〉 건강 디스크 수핵을 보존한다.

〈현미경 디스크 절제술〉 근육과 인대는 물론 척추뼈와 건강한 디스크에도 일부 손상을 준다.

따라서 절개하는 관혈적 디스크 절제술은 디스크가 심하게 파열되었거나 수분이 빠져 디스크가 딱딱해진 경우, 또는 척추관 협착, 골절 등 뼈 이상에 의해 신경이 압박된 경우에만 신중히 시행한다.

인공 디스크 치환술과의 비교

디스크 내부 장애증이나 디스크 수핵 탈출증을 조기에 치료하지 않고 방치하면, 디스크는 점점 수분이 빠져 딱딱해지며 그 높이도 줄어들게 된다. 증상이 심해지면 결국 척추뼈까지 내려앉아 척추불안정증으로 이어질 수 있다. 인공 디스크 치환술(Total Disc Replaceent)은 이렇게 변성이 심하게 진행되어 디스크가 원래의 쿠션 기능과 정상적인 운동 기능을 수행하지 못할 때 고려할 수 있는 방법이다.

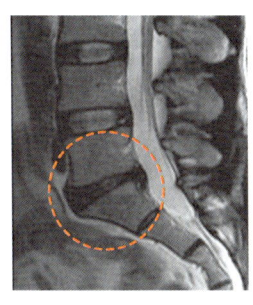
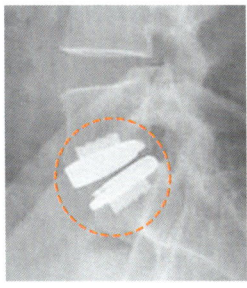

수술 전 MRI(왼쪽)
디스크 간격이 좁아져 척추가 불안정한 모습

수술 후 X-ray(오른쪽)
디스크를 전부 제거하고 인공 디스크를 삽입한 모습

이 수술은 전신 마취를 한 후 4~5cm 정도 복부를 절개한 다음, 원래의 디스크 전체를 제거하고 그 높이만큼 인공 디스크를 삽입하는 방식으로 이뤄진다.

척추의 운동성을 보장해주기 때문에 수술 후에도 척추를 굽히거나 젖힐 수 있지만, 전신마취를 하고 절개를 하고 인공 보형물을 삽입하는 수술이므로 자신의 증상을 고려해 신중하게 결정한다.

척추뼈 융합술과의 비교

어긋난 척추뼈를 교정한 후 나사못으로 고정하는 척추뼈 융합술은 여러 단계의 척추 디스크 치료를 모두 시도해본 후 가장 마지막에 고려하는 것이 좋다.

척추뼈 융합술(Spinal Fusion with Instrumentation)은 디스크 변성이 심해져 척추뼈가 내려앉은 경우, 허리 근육을 넓게 벌린 다음 척추의 후궁을 대부분 제거한 후 신경을 당겨서 뼈를 제자리에 맞춰준다. 그다음 인공 뼈나 자가 뼈를 이식해 융합한 후 나사못으로 고정한다.

그런데 이렇게 척추뼈를 서로 융합하고 나사못으로 고정하게 되면 수술 후 척추를 자유롭게 움직일 수 없게 된다. 또 수술 후 장기적으로는 인접한 위쪽 척추 디스크에도 퇴행성 변화가 생길 수 있어 재수술로 이어질 수 있다.

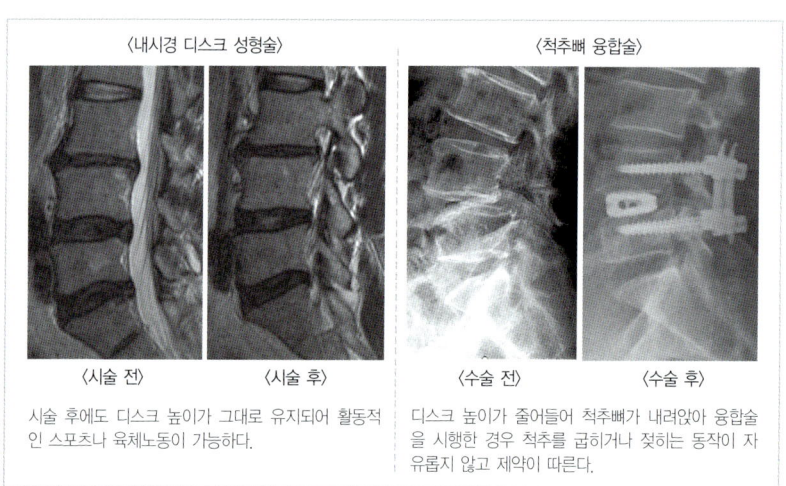

〈내시경 디스크 성형술〉 〈시술 전〉 〈시술 후〉
시술 후에도 디스크 높이가 그대로 유지되어 활동적인 스포츠나 육체노동이 가능하다.

〈척추뼈 융합술〉 〈수술 전〉 〈수술 후〉
디스크 높이가 줄어들어 척추뼈가 내려앉아 융합술을 시행한 경우 척추를 굽히거나 젖히는 동작이 자유롭지 않고 제약이 따른다.

따라서 디스크가 파열되거나 척추 변형이 생기지 않는 디스크 병 환자라면 먼저 내시경 디스크 성형술부터 시도해본다. 내시경 디스크 성형술은 디스크 앞쪽과 중앙의 건강한 수핵은 전혀 손상시키지 않고 뒤쪽 섬유륜의 병소만을 치료하기 때문에 시술 후에도 디스크 높이가 그대로 유지되어 활동적인 스포츠나 노동을 계속할 수 있다.

Part 3

하루 만에 끝나는 내시경 디스크 성형술

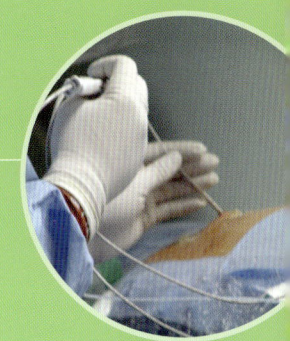

1 내시경 허리 디스크 성형술
(Percutaneous Endoscopic Lumbar Discoplasty)

허리는 목이나 등에 비해 척추 디스크 병이 가장 흔하게 발생하는 부위다. 척추의 가장 아래쪽에 위치해 있어 하중을 가장 많이 받고 일상생활에서 굽히거나 비트는 동작이 많기 때문이다. 입원부터 퇴원까지, 내시경 허리 디스크 성형술 과정을 따라가본다.

적응증

6개월 이상의 보존적 치료를 시행해도 '요통' 또는 '하지 방사통을 동반한 요통'이 호전되지 않는다면 자기공명영상(MRI) 촬영과 통증 유발 디스크 조영술(Provocative Discography)과 같은 영상학적 검사를 시행하여 디스크 성형술의 적응증 여부를 판별할 수 있다.

다음과 같은 허리 디스크 병으로 인한 '요통' 또는 '하지 방사통을 동반한 요통이 적응증이다.

- ✔ 찢어진 섬유륜 틈으로 혈관과 신경이 자라 들어가 흉터가 되면서 통증을 일으키는 디스크 내부 장애증(Internal Disc Derangement).
- ✔ 파열되지 않고 섬유륜 속에 내포되어 있는 디스크 수핵 탈출증(Contained Disc Herniation)
- ✔ 디스크의 수분이 줄고 말라서 디스크 주변 연골까지 변성을 일으키는 디스크 변성증(Degernerative Disc Disease)

가장 대표적인 적응증은 허리 디스크 내부 장애증(Internal Disc Derangement)이다. 디스크 뒤쪽 섬유륜이 찢어져 그 틈으로 수핵이 흘러 들어가 신생 혈관과 신생 신경을 동반한 육아조직이 성장해 통증을 일으키는 경우, 내시경 허리 디스크 성형술을 시행해 홀뮴야그 레이저를 이용해 통증의 원인을 수축 기화시키고 찢어진 섬유륜을 응고시켜 디스크 가장자리를 튼튼하게 만들어준다.

45세 남자의 디스크 내부 장애증 사례

시술 전 MRI
손상된 섬유륜이 하얀 점처럼 보인다.

시술 후 MRI
디스크 수핵을 잘라내지 않고 디스크 성형술로 요통을 치료했다.

디스크 수핵 탈출증은 디스크가 파열되어 바깥으로 이동되지 않고 뒤쪽 섬유륜 속에 포함된 경우(Contained Disc Herniation) 내시경 디스크 성형술이 효과적이다. 디스크가 바깥으로 이동되어 파열되었거나 탈출된 디스크 조각이 큰 경우(Noncontained Disc Herniation) 내시경 디스크 성형술

60세 남자의 디스크 수핵 탈출증 사례

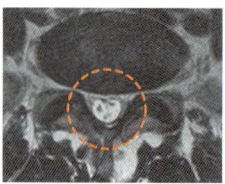

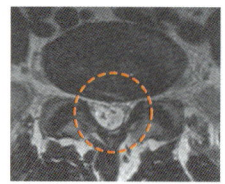

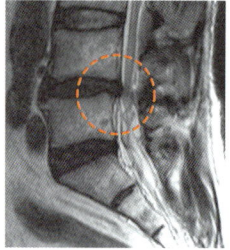

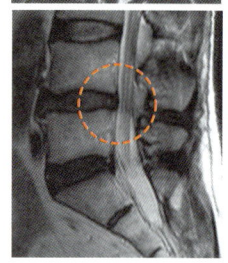

시술 전 MRI
디스크 수핵이 파열되지 않고 볼록하게 섬유륜 속에 내포되어 있다.

시술 후 MRI
디스크 높이를 그대로 유지하면서 디스크 성형술로 허리와 엉덩이, 다리 통증을 치료했다.

(Percutaneous Endoscopic Discoplasty)보다 경피적 내시경 디스크 절제술(Percutaneous Endoscopic Discectomy)을 받는 것이 좋다.

디스크의 수분이 줄고 까맣게 상하여 디스크 주변 연골까지 변성을 일으키는 디스크 변성증(Degernerative Disc Disease)에도 내시경 허리 디스크 성형술을 시행해 좋은 결과를 기대할 수 있다.

단, 수분이 빠져 이미 디스크가 딱딱해졌거나 척추관의 협착이나 골절과 같이 뼈 이상에 의한 신경 압박 소견이 있는 경우에는 관혈적 디스크 절제술(Open Discectomy)이 더 적합하다. 그외 신경학적 결손이 진행 중이거나 심한 근력 저하나 마미총 증후군 등이 있다면 내시경 디스크 성형술보다 관혈적 수술이 더 적합하다.

치료 예후가 좋은 환자는 10~30대 사이의 젊은 층이나 한 곳에만 디스크 질환이 있는 경우 또는 통증 유발 디스크 조영술 시행 중 고압 유형(High Pressure Type)이거나 조영제를 1cc 이하만 주입해도 통증이 나타나는 경우다.

38세 남자 골퍼의 디스크 변성증 사례

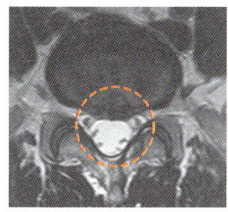
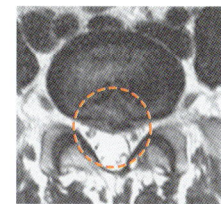
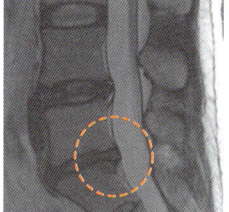
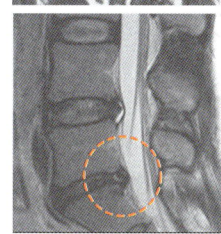

시술 전 MRI
디스크 수분이 줄어 높이가 낮아져 있다.

시술 후 MRI
디스크를 전부 제거하는 수술을 하지 않고 디스크 성형술로 요통을 치료했다.

디스크인성 요통의 5대 증상

- ☑ 오래 앉아 있기 힘들어 안절부절 못 한다.
- ☑ 무거운 물건을 들기 싫어진다.
- ☑ 앉았다 일어서면 얼른 허리가 펴지지 않는다.
- ☑ 격렬한 운동이나 중노동을 한 다음 날은 요통이 심하다.
- ☑ 같은 자세로 오래 버티기 어렵다.

시술 방법

▶ 시술 계획

시술에 앞서 자기공명영상(MRI) 검사와 통증 유발 디스크 조영술(Provocative Discography)을 시행해 디스크 병의 정확한 위치와 상태를 확인한 후 시술 계획을 세운다.

바늘과 내시경 관의 진입 지점은 허리 중앙에서 옆구리 방향으로 10~15cm 떨어진 곳이며 바늘과 내시경 관의 축성 각도는 앞쪽과 중앙의 수핵을 건드리지 않기 위해 평균 22° 이하로 설정한다.

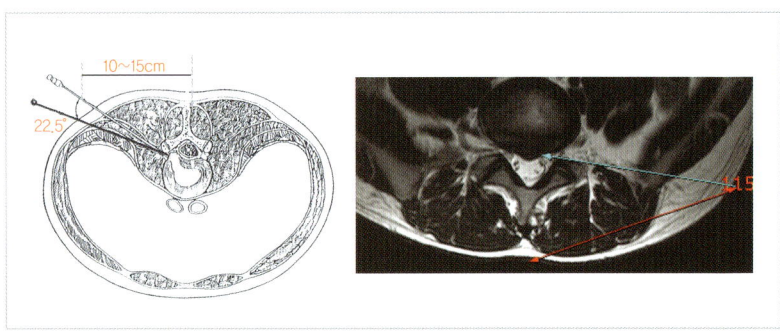

▶ 국소마취 후 바늘 삽입

내시경 허리 디스크 성형술은 국소마취 상태에서 시행한다. 환자는 편안하게 엎드린 자세를 취한 후 의식이 있는 상태에서 의사와 대화를 나누며 시술을 받을 수 있다.

국소마취가 완료되면 의사는 복강 내부 기관과 얽힌 척추 신경 및 신경절을 손상시키지 않고 정확히 병소에 접근하기 위해 영상증폭기(C-arm) 영상을 통해 내부 경로를 관찰하며 바늘을 삽입한다. 이때 의사는 환자와 이야기를 나누며 환자의 반응을 확인한다.

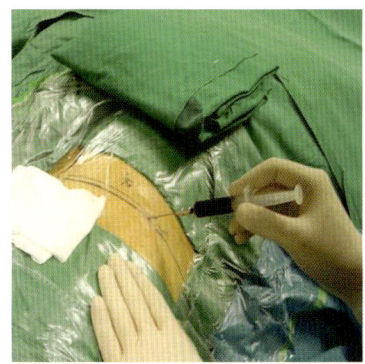
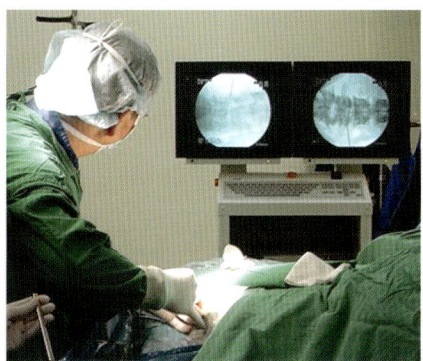

▶ 디스크 조영술을 통해 손상 섬유륜 관찰

　디스크 가까이 도달한 바늘을 뒤쪽 섬유륜에 삽입하기 전 디스크 조영술을 시행한다. 통증을 일으키는 병변의 위치를 정확히 확인하고 정상 조직을 보존하면서 효과적으로 치료하기 위함이다.

　디스크 조영술은 가느다란 바늘로 조영제와 인디고카르민의 혼합물을 디스크 내부에 주입해 손상된 섬유륜의 위치와 상태를 영상증폭기(C-arm) 영상을 통해 관찰할 수 있는 방법이다.

　이때 인디고카르민으로 염색된 디스크는 이후 내시경 영상을 통해 자세히 관찰할 수 있다. 찢어진 섬유륜 틈으로 들어가 염증을 일으키는 수핵은 인디고카민에 의해 파랗게 염색이 된다. 또 섬유륜이 손상

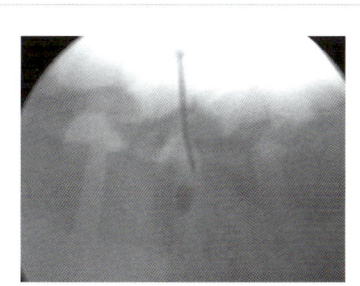
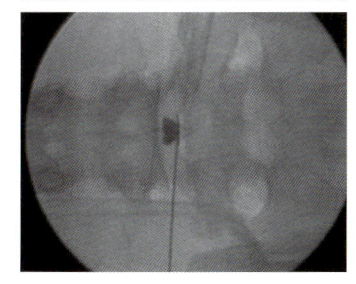

된 부분은 혈액이 약간 섞여 있고, 정상적인 섬유륜 부위는 혈액이 섞여 있지 않은 흰색이다.

▶ 미세한 내시경 관 삽입

디스크 조영술을 통해 손상된 뒤쪽 섬유륜의 정확한 위치를 확인했다면, 미세한 내시경 관을 삽입해 컴퓨터 모니터를 통해 내시경 영상을 확인하면서 후종인대에 가까이 접근해 뒤쪽 섬유륜의 병변에 정확히 삽입한다.

허리 디스크 성형술에 사용되는 내시경 기구는 지름 약 2.5mm 굵기의 내시경 작업관에 디스크 내부를 관찰할 수 있는 내시경 조명과 병소를 치료하는 레이저 그리고 병소 주변의 염증 유발 물질을 세척하는 식염수가 각각 통과하는 지름 약 0.3mm 굵기의 가는 줄 세 가닥이 달려있다.

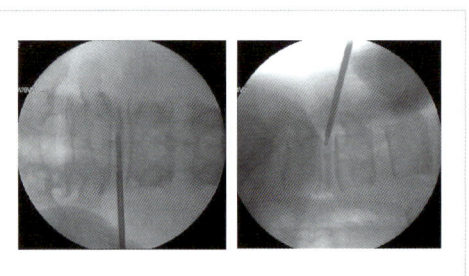

미세한 내시경 관을 삽입하기 때문에 환자는 시술 중에 거의 통증을 느끼지 않으며 건강한 디스크는 대부분 건드리지 않고 보존할 수 있다.

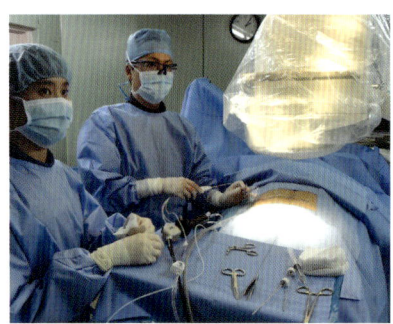
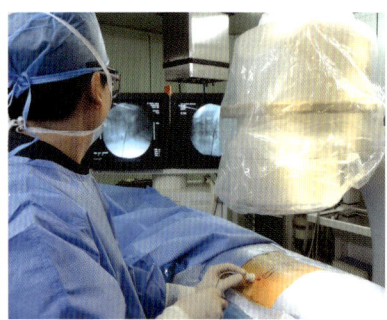

▶ 레이저로 통증 원인 제거

컴퓨터 모니터를 통해 내시경 화면을 확인하면서 손상된 뒤쪽 섬유륜의 병변 위치를 확인 다음, 홀뮴야그 레이저를 정확히 병변 부위해 직접 조사하여 치료한다. 찢어진 섬유륜 안쪽에서 밀려나온 육아조직이나 탈출된 디스크는 수축 기화시키고, 손상된 섬유륜을 튼튼하게 응고시켜 성형한다.

기본적으로 레이저로 치료하지만 시술 중 파편 조각을 관찰할 경우에는 같은 작업관을 통해 미세한 집게나 자동 흡입기(Nucleotome)를 이용해 제거한다.

시술 중에는 레이저 에너지에 의한 조직의 열 손상을 방지하고 감염을 막기 위해 항생제를 혼합한 생리식염수로 지

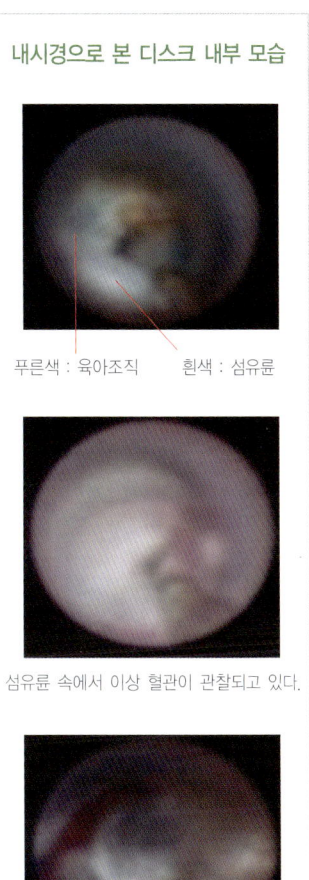

내시경으로 본 디스크 내부 모습

푸른색 : 육아조직   흰색 : 섬유륜

섬유륜 속에서 이상 혈관이 관찰되고 있다.

손상된 섬유륜을 레이저로 치료한 모습

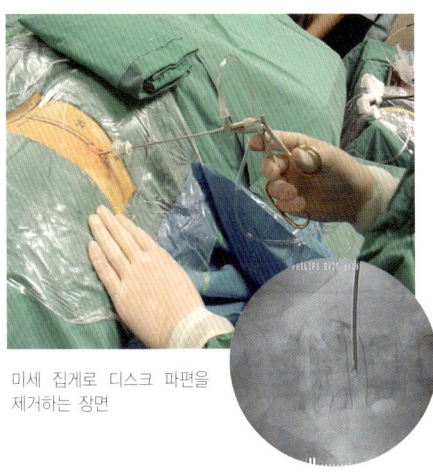

미세 집게로 디스크 파편을 제거하는 장면

Part 3 하루 만에 끝나는 내시경 디스크 성형술

속적인 세척을 병행한다. 이는 선명한 내시경 시야를 확보하는데도 도움을 준다. 시술 중 즉시 통증이 해소되기 때문에 의사는 환자와 자주 대화를 나누면서 통증의 호전 여부를 물어서 확인한다.

작업관에 자동흡입기를 삽입하는 장면. 자동흡입기는 끝이 둥글어 수술용 집게보다 안전하게 파편을 제거할 수 있다.

▶ 시술 완료

내시경을 통해 통증을 일으키는 육아조직과 탈출 디스크가 완전히 수축 기화되었는지 확인하면 시술은 끝난다. 시술 시간은 평균 45분, 입원 기간은 평균 1일이다. 시술 성공률은 약 93.3%이다.

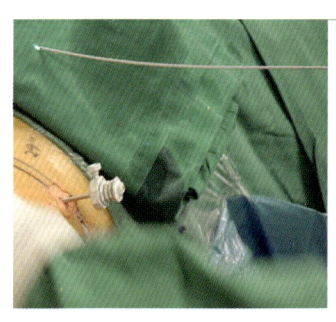
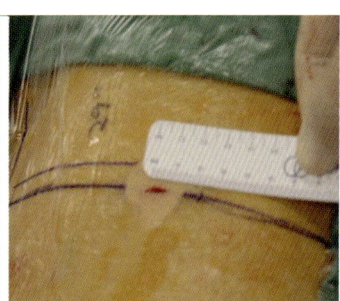

2 내시경 목 디스크 성형술
(Percutaneous Endoscopic Cervical Disoplasty)

해부학상 경추관은 요추관보다 훨씬 좁기 때문에 목 디스크 조각이 조금만 탈출되어도 척수신경을 쉽게 압박할 수 있다. 때문에 목 디스크 시술은 매우 섬세하고 정교한 기술을 요한다. 그런 의미에서 우리들병원 척추연구팀이 개발한 내시경 목 디스크 성형술은 미세한 내시경 기구를 이용해 척수신경을 손상시키지 않고 병소만 안전하게 치료하는 혁신적인 목 디스크 치료법이다. 입원부터 퇴원까지, 내시경 목 디스크 성형술 과정을 따라가본다.

적응증

6개월 이상의 보존적 치료를 시행해도 목과 어깨 통증, 손과 팔 저림, 두통 및 현기증 호전되지 않는다면 MRI와 디스크 조영술과 같은 영상학적 검사를 시행하여 내시경 목 디스크 성형술의 적응증 여부를 판별할 수 있다.

다음과 같은 경추 뇌증후의 목 디스크 병이 적응증이다.

- ☑ 찢어진 섬유륜 틈으로 혈관과 신경이 자라 들어가 흉터가 되면서 통증을 일으키는 목 디스크 내부 장애증(Internal Disc Derangement)
- ☑ 파열되지 않고 뒤세로 인대나 섬유륜 속에 내포되어 있는 연성 목 디스크 수핵 탈출증(Contained Disc Herniation)
- ☑ 디스크의 수분이 줄고 말라서 디스크 주변 연골까지 변성을 일으키는 목 디스크 변성증(Degernerative Disc Disease)

이 시술의 대표적인 적응증은 경추부의 곡선이 정상적으로 유지되고 있으며, 파열되지 않고 섬유륜 속에 내포되어 있는 연성 목 디스크 수핵 탈출증(Contained Disc Herniation)과 디스크 뒤쪽 섬유륜이 찢어져 그 틈으로 수핵이 흘러 들어갔거나 신생혈관과 신생신경을 동반한 육아조직이 성장해 통증을 일으키는 목 디스크 내부 장애증(Internal Disc Derangement)이다. 디스크의 수분이 줄고 까맣게 상하여 디스크 주변 연골까지 변성을 일으키는 목 디스크 변성증(Degernerative Disc Disease)의 경우에도 내시경 목 디스크 성형술로 좋은 결과를 기대할 수 있다.

단, 디스크가 바깥으로 이동되어 파열되었거나 탈출된 디스크 조각이 큰 경우는 경피적 내시경 디스크 절제술(Percutaneous Endoscopic Discectomy)을, 수분이 빠져 이미 디스크가 딱딱해졌거나 척추관이 협착되

목과 어깨 통증을 호소하던 61세 여자의 사례

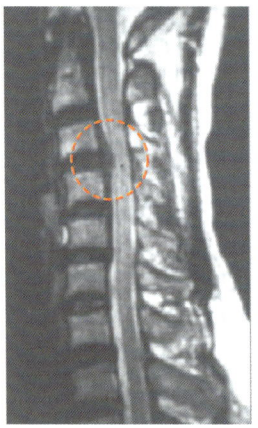

시술 전 MRI
탈출 디스크가 신경을 압박하고 있다.

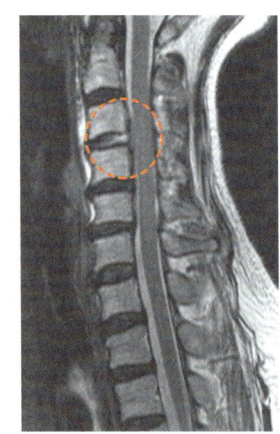

시술 후 MRI
디스크 성형술 후 탈출 디스크가 수축되어 신경이 바로 펴졌다.

었거나 골절과 같이 뼈 이상에 의한 신경 압박 소견이 있는 경우는 관혈적 디스크 절제술(Open Discectomy)을 받는 것이 좋다.

특히 내시경 목 디스크 성형술은 전통적인 목 디스크 수술의 후유증인 목소리 쉼 증세에 대한 우려가 없다. 따라서 성대 보호가 필수적이고 일상생활이 바쁜 환자들(성악가, 방송인, 연예인, 정치가, 교사, 의사)에게 우선적으로 권유할 만한 시술법이다.

목과 어깨 통증을 호소하던 40세 남자의 사례

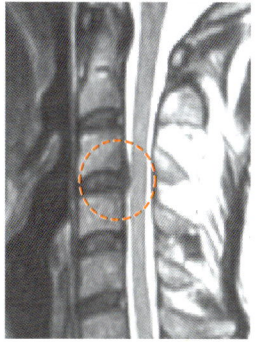

시술 전 MRI
탈출 디스크가 신경을 압박하고 있다.

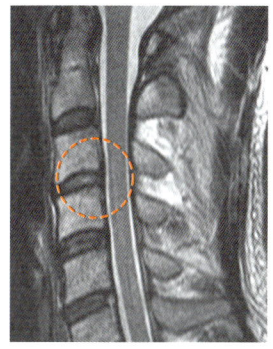

시술 후 MRI
디스크 성형술 후 탈출 디스크가 수축되어 신경이 바로 펴졌다.

디스크인성 경추통의 주요 증상

- ✔ 주로 목뼈의 복판에 국소적 통증이 있다.
- ✔ 목이 아픈 부위가 그때그때 다른 이동성 통증이다.
- ✔ 목을 움직이고 누워 있으면 편해진다.
- ✔ 통증이 있는 반대 방향으로 움직이면 통증이 감소된다.
- ✔ 급성 통증이 왔다가 며칠 지나면 슬그머니 사라진다.

목 통증을 호소하던 52세 여자의 사례

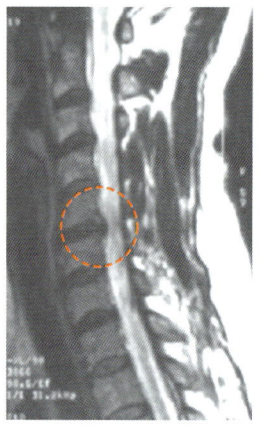

시술 전 MRI
탈출 디스크가 신경을 압박하고 있다.

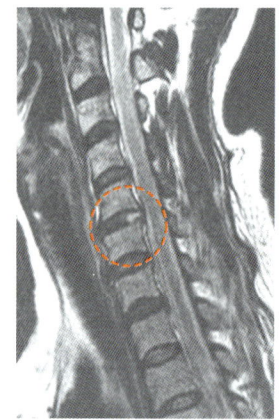

시술 후 MRI
디스크 성형술 후 탈출 디스크가 수축되어 신경이 바로 펴졌다.

시술 방법

▶ 시술 계획

시술에 앞서 자기공명영상(MRI) 검사와 통증유발 디스크 조영술(Provocative Discography)을 시행해 디스크 병의 정확한 위치와 상태를 확인한 후 시술 계획을 세운다.

허리 디스크 성형술은 옆구리 쪽에서 내시경 관을 삽입하지만 목

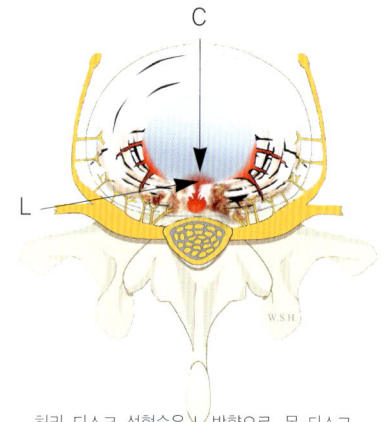

허리 디스크 성형술은 L 방향으로, 목 디스크 성형술은 C 방향으로 접근한다.

디스크 성형술은 목 앞쪽에서 내시경 관을 삽입해 병소가 있는 뒤쪽 섬유륜으로 접근한다.

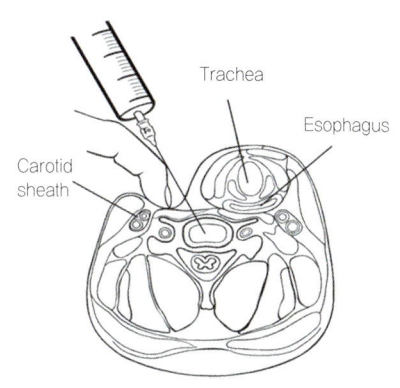

▶ 국소마취 후 바늘 삽입

환자는 배와 가슴을 위로 하여 반듯하게 눕는다. 의사는 환자의 목을 부드럽게 젖힌 상태에서 국소마취를 시행한다.

마취가 완료되면 의사는 신경을 손상시키지 않고 정확히 병소에 접근하기 위해 영상증폭기(C-arm) 영상을 통해 내부 경로를 관찰하며 바늘을 삽입한다. 이때 의사는 환자와 이야기를 나누며 환자의 반응을 확인한다.

▶ 디스크 조영술을 통해 손상 섬유륜 관찰

디스크 가까이 도달한 바늘을 섬유륜에 삽입하기 전 디스크 조영술을 시행한다. 통증을 일으키는 병변의 위치를 정확히 확인해 정상 조직을 보존하면서 효과적으로 치료하기 위함이다.

디스크 조영술은 가느다란 바늘로 조영제와 인디고카르민의 혼합물을 디스크 내부에 주입해 손상된 섬유륜의 위치와 상태를 영상증폭기(C-arm) 영상을 통해 관찰할 수 있는 방법이다.

이때 인디고카르민으로 염색된 디스크는 이후 내시경 영상을 통해 자세히 관찰할 수 있다. 찢어진 섬유륜 틈으로 들어가 염증을 일으키는 수핵은 인디고카민에 의해 파랗게 염색이 된다. 또 섬유륜이 손상된 부분은 혈액이 약간 섞여있고, 정상적인 섬유륜 부위는 혈액이 섞여 있지 않은 흰색이다.

▶ 미세한 내시경 관 삽입

　디스크 조영술을 통해 손상된 뒤쪽 섬유륜의 정확한 위치를 확인했다면, 미세한 유연한 내시경 관을 삽입해 컴퓨터 모니터를 통해 내시경 영상을 확인하면서 후종인대에 가까이 접근해 뒤쪽 섬유륜의 병변에 정확히 삽입한다.

　목 디스크 성형술에 사용되는 내시경 기구는 지름 약 1.5mm 굵기의 내시경 작업관에 디스크 내부를 관찰할 수 있는 내시경 조명과 병소를 치료하는 레이저 그리고 병소 주변의 염증 유발 물질을 세척하는 식염수가 각각 통과하는 지름 0.3mm 굵기의 가는 줄 세 가닥이 달려 있다.

　미세한 내시경 관을 삽입하기 때문에 환자는 시술 중에 거의 통증을 느끼지 않으며 건강한 디스크는 대부분 건드리지 않고 보존할 수 있다.

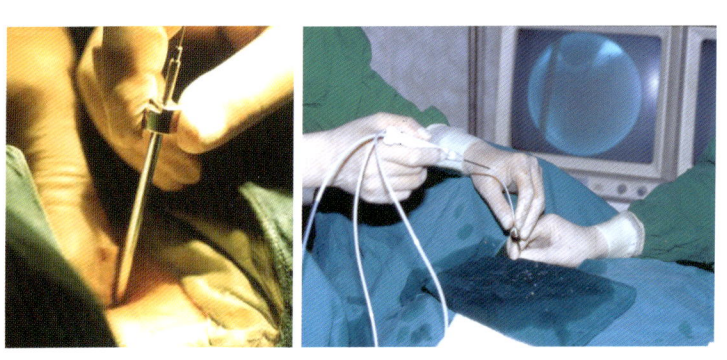

내시경 레이저로 목 디스크를 성형하고 있는 장면. 세 가닥의 줄은 레이저, 내시경, 식염수 세척을 위한 것으로, 이 세 가닥의 줄은 지름 1.5mm의 내시경 레이저 한 줄 속에 들어가 있다.

▶ 레이저로 통증 원인 제거

컴퓨터 모니터를 통해 내시경 화면을 확인하면서 손상된 뒤쪽 섬유륜의 병변 위치를 확인 다음, 홀뮴야그 레이저를 정확히 병변 부위해 직접 조사하여 치료한다. 찢어진 섬유륜 안쪽에서 밀려나온 육아조직이나 탈출된 디스크는 수축 기화시키고, 손상된 섬유륜을 튼튼하게 응고시켜 성형한다.

시술 중에는 레이저 에너지에 의한 조직의 열 손상을 방지하고 감염을 막기 위해 항생제를 혼합한 생리식염수로 지속적인 세척을 병행한다.

이는 선명한 내시경 시야를 확보하는데도 도움을 준다. 시술 중 즉시 통증이 해소되기 때문에 의사는 환자와 자주 대화를 나누면서 통증의 호전 여부를 물어서 확인한다.

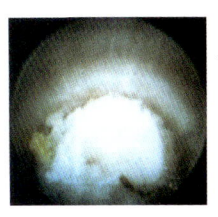

내시경으로 본 디스크 내부 모습

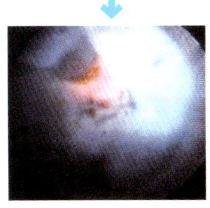

레이저를 쏘는 모습. 내시경 레이저 팁은 빨갛게 보이고 디스크는 하얗게 보인다.

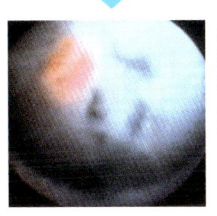

내시경 레이저로 본 목 디스크 모습. 시술 전의 디스크 파편이 수축되고 있다.

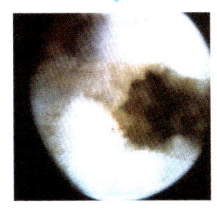

시술 후 병적인 디스크 파편이 수축되고 오그라들어 검게 보인다. 대부분의 정상 디스크 수핵은 하얗게 보존되었다.

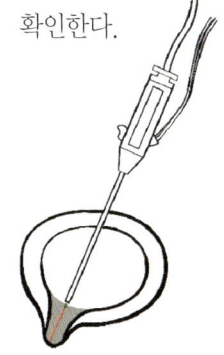

시술 방법

▶ 시술 계획

시술에 앞서 자기공명영상(MRI)과 컴퓨터단층촬영(CT)을 통해 흉추 디스크 병의 상태와 위치를 확인해 안전하고 정확한 시술 경로를 결정한다. 첨단 내비게이션 장비를 장착한 컴퓨터단층촬영기로 3D 이미지를 촬영해 사전 시뮬레이션을 통해 시술법을 결정한다.

등 디스크 주변에는 폐·심장·간 같은 주요 장기가 위치하고 있어 시술 기구가 이를 손상시키지 않도록 안전한 경로로 정확하게 시술해야 한다.

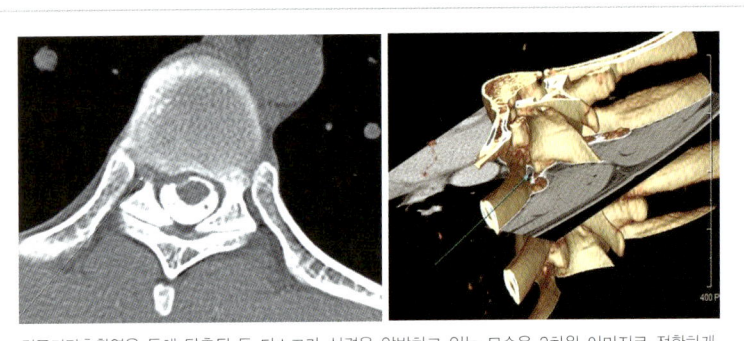

컴퓨터단층촬영을 통해 탈출된 등 디스크가 신경을 압박하고 있는 모습을 3차원 이미지로 정확하게 확인할 수 있다.

▶ 국소마취

환자는 편안하게 엎드리고 베개를 이용해 병변이 있는 쪽을 20° 정도 올린 후 국소마취를 시행한다.

▶ 디지털 내비게이션 영상 통해 경로 관찰

마취가 완료되면 주변의 장기를 손상시키지 않고 보다 빠르고 안전하고 정확하게 병소에 접근하기 위해 CT나 O-arm과 같은 디지털 내비게이션

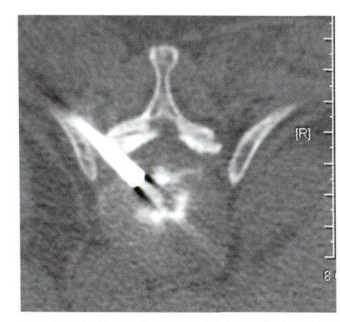 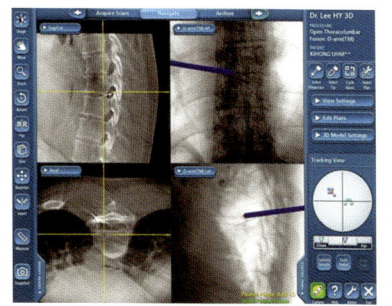

〈CT 영상으로 로 본 내시경 디스크 성형술 장면〉 〈O-arm 영상으로 본 내시경 디스크 성형술 장면〉

젓가락처럼 가는 내시경 관을 늑골과 척추뼈 사이의 빈틈으로 정확히 삽입한 다음 레이저로 손상된 등 디스크를 수축시키고 있다.

영상의 도움을 받아 시술 경로를 확인하며 바늘을 삽입한다.

▶ 미세한 내시경 관 삽입

등 중앙에서 바깥 쪽으로 약 4~6cm 떨어진 곳에서 내시경 관을 늑골과 흉추 사이로 삽입한다. 이때도 역시 실시간 CT나 O-arm과 같은 디지털 내비게이션 영상의 안내를 받으며 안전하게 시술한다.

등 디스크 성형술에 사용하는 내시경 기구는 허리 디스크 성형술 기구와 같다. 약 2.5mm 굵기의 내시경 작업관에 디스크 내부를 관찰할 수 있는 내시경 조명과 병소를 치료하는 레이저 그리고 병소 주변의 염증 유발 물질을 세척하는 식염수

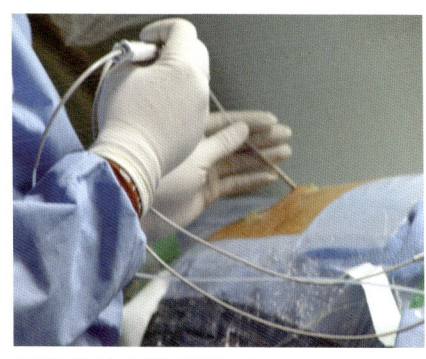

미세한 내시경 기구를 삽입하는 모습

Part 3 하루 만에 끝나는 내시경 디스크 성형술

가 각각 통과하는 약 0.3mm 굵기의 가는 줄 세 가닥이 달려 있다.

미세한 내시경 관을 삽입하기 때문에 환자는 시술 중 거의 통증을 느끼지 않으며 건강한 디스크는 대부분 건드리지 않고 보존할 수 있다.

▶ 레이저로 통증 원인 제거

컴퓨터 모니터를 통해 내시경 화면을 확인하면서 손상된 뒤쪽 섬유륜의 병변 위치를 확인 다음, 홀뮴야그 레이저를 정확히 병변 부위해 직접 조사하여 치료한다. 찢어진 섬유륜 안쪽에서 밀려나온 육아조직이나 탈출된 디스크는 수축 기화시키고, 손상된 섬유륜을 튼튼하게 응고시켜 성형한다.

시술 중에는 레이저 에너지에 의한 조직의 열 손상을 방지하고 감염을 막기 위해 항생제를 혼합한 생리식염수로 지속적인 세척을 병행한다. 이는 선명한 내시경 시야를 확보하는데도 도움을 준다. 시술 중 즉시 통증이 해소되기 때문에 의사는 환자와 자주 대화를 나누면서 통증의 호전 여부를 물어서 확인한다.

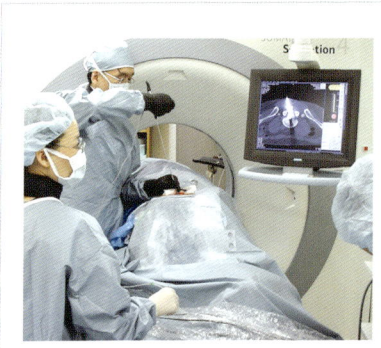

CT 내비게이션 영상을 통한 내시경 등 디스크 성형술 장면

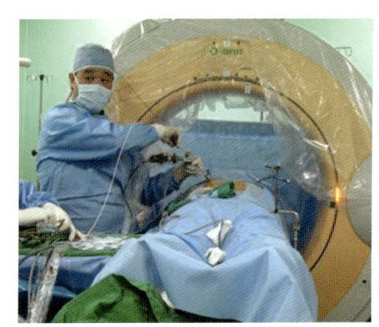

O-arm 내비게이션 영상을 통한 내시경 등 디스크 성형술 장면

▶ 시술 완료

　내시경을 통해 통증을 일으키는 육아조직과 탈출 디스크가 완전히 수축 기화되었는지 확인한 후 일회용 반창고만 붙이면 시술은 끝난다.

O-arm 내비게이션 영상을 통한 45세 남성의 등 디스크 성형술 사례

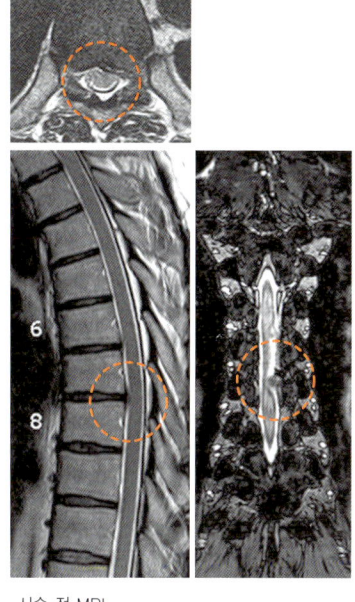

시술 전 MRI
흉추 7번과 8번 사이의 디스크가 탈출되어 신경을 압박하고 있다.

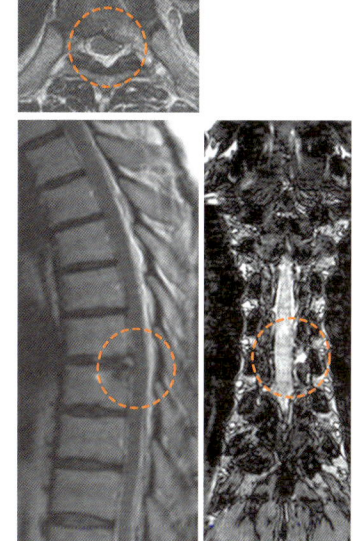

시술 후 MRI
O-arm 내비게이션 영상을 통한 내시경 등 디스크 성형술로 탈출된 디스크를 성공적으로 치료하였다.

Part 4

내시경 디스크 성형술 후의 관리

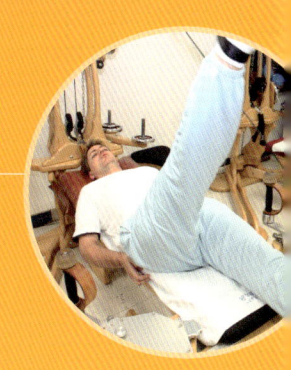

1 시술 직후 안정과 활동

내시경 디스크 성형술은 디스크를 잘라내지 않고 건강한 디스크는 최대한 보존하면서 뒤쪽 섬유륜의 병소만을 치료하기 때문에 시술 후에도 활동이나 운동에 특별한 제약이 따르지 않는다.
단, 시술이 성공적으로 끝나 통증이 사라지고 호전되었다고 해서 섣불리 방심하고 올바른 사후 관리를 하지 않으면 만족스러운 치료 결과를 기대하기 어려우므로 다음 사항을 주의한다.

내시경 디스크 성형술 후 2시간 정도 지나면 목이나 허리 보조기를 착용하고 서거나 걸어 다닐 수 있다. 등 디스크 성형술의 경우 흉추가 하나의 보조기 역할을 하기 때문에 따로 보조기를 착용할 필요가 없다.

시술 직후부터 바르게 앉아서 식사를 하거나 화장실을 출입하는 정도의 보행이 가능하다. 그러나 3일간은 가급적 안정을 취하는 것이 좋다. 앉았다 일어설 때에는 허리

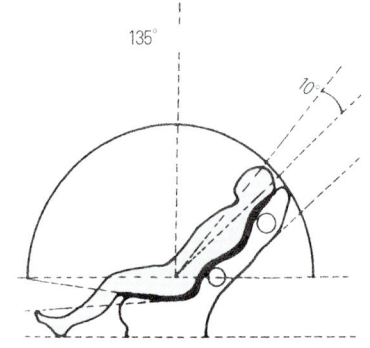

를 똑바로 곧추세워야 하며, 1시간 이상 오래 앉아 있거나 무거운 물건을 들거나 목이나 등, 허리를 굽히고 비트는 자세는 피한다.

시술 당일 퇴원이 가능하며 하루 정도 입원할 수도 있다. 퇴원 시에는 승용차 앞좌석 등받이를 135° 뒤로 젖히고 누운 상태로 가는 것이 좋다.

퇴원 다음 날부터는 통증이 느껴지지 않는 범위 내에서 조금씩 활동을 늘려가는 것이 빠른 회복에 도움이 된다.

활동을 할 때 시술 부위가 약간 불편하거나 어깨, 팔, 종아리가 저리고, 쑤시고, 뭉치는 증세는 회복되어가는 과정이니 크게 걱정하지 않아도 된다. 이런 증세는 수 주 또는 수 개월 지나면 저절로 사라지게 된다. 그러나 허리나 다리의 통증이 점점 심해진다면 활동을 중지하고 누워서 안정을

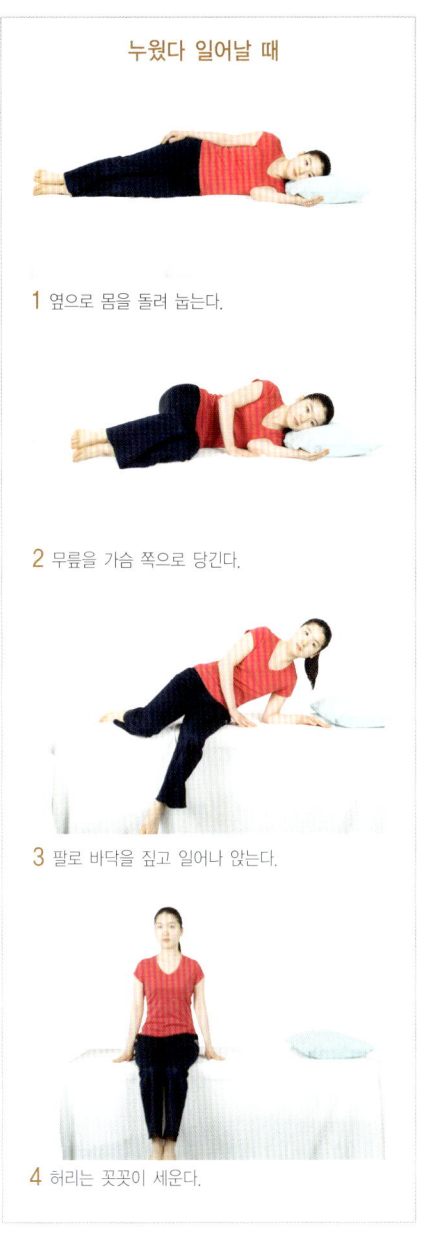

누웠다 일어날 때

1 옆으로 몸을 돌려 눕는다.

2 무릎을 가슴 쪽으로 당긴다.

3 팔로 바닥을 짚고 일어나 앉는다.

4 허리는 꼿꼿이 세운다.

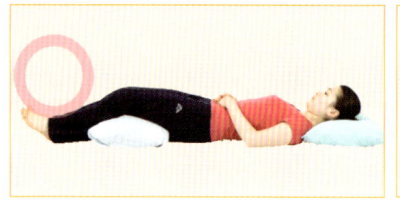
머리, 목, 몸이 일직선이다.

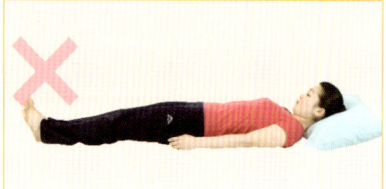
베개가 높아 목이 꺾여 있다.

취하고 의사에게 연락한다.

  시술 후 3일 이상의 장기간 침상 안정은 합병증을 야기할 수 있으므로 주의한다.

장기간 침상 안정으로 인한 합병증

- ✓ 오랜 기간 누워 있으면 허리를 받쳐주는 근육이 약해진다. 몸의 근육은 하루에 약 1~1.5%씩 말라서 위축된다. 이렇게 근육량이 줄어들면 디스크 시술이 잘되었다고 해도 요통이 지속될 수 있다.

- ✓ 침대에 오래 누워 있으면 혈액 순환의 장애가 생긴다. 10일간 누워 있을 때 심폐 기능은 약 15% 약해진다. 또 혈액 순환이 원활하지 못해 혈전증이 올 수도 있다.

- ✓ 디스크 내에는 혈관이 없어 영양분이 피를 통해 공급되지 않고 움직임에 의해 디스크 내부로 확산되어 들어간다. 따라서 누워만 있다면 재생에 필요한 영양분이 제대로 공급될 수 없다.

- ✓ 오랜 기간 누워 있으면 뼈의 칼슘 같은 전해질이 빠져나가는데, 혈액으로 빠져나가면 고칼슘혈증, 오줌으로 빠져나가면 고칼슘뇨증이 된다. 이는 다시 골다공증이나 요로 결석과 같은 질환으로 이어질 수 있다.

- ✓ 가벼운 내시경 디스크 성형술을 받고서 1주일 이상 누워 있으면 환자는 심리적으로 디스크 병을 큰 병으로 간주하게 되어 정상적인 생활에 지장을 초래하게 된다. 심근경색증 같은 중병 수술 후에도 1주일 이상은 침상 안정을 하지 않는다.

2 시술 후 보조기 착용 및 퇴원 약 복용

내시경 디스크 성형술을 받은 경우 장기간 보조기를 착용할 필요는 없다. 등 디스크 성형술을 받은 경우, 흉추가 하나의 보조기 역할을 하기 때문에 따로 보조기를 착용할 필요가 없으며 목이나 허리 디스크 성형술을 받은 경우에도 6주 이상 보조기를 착용하지 않는다.

시술 후 보조기 착용

목이나 허리 디스크 성형술을 받은 경우, 보조기는 최대 6주 동안 착용한다. 장기간 보조기를 착용하면 오히려 근육의 약화를 초래하기 때문에 반드시 주치의가 권고한 기간 동안만 착용한다. 일부 요통이 지속되는 경우에는 3개월까지 착용할 수도 있다.

허리 보조기는 잠자리에 들 때나 화장실에 갈 때, 목욕을 할 때는 잠깐 풀어놓을 수도 있다.

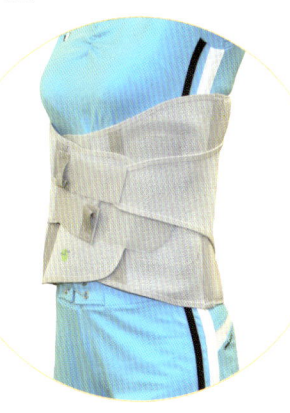

탄성이 있는 함스 보조기는
좌우 움직임이 용이하다.

Part 4 내시경 디스크 성형술 후의 관리 83

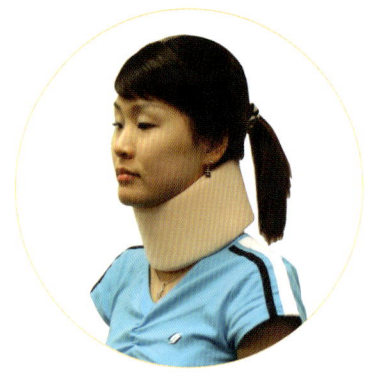
소프트 칼라 목 보조기

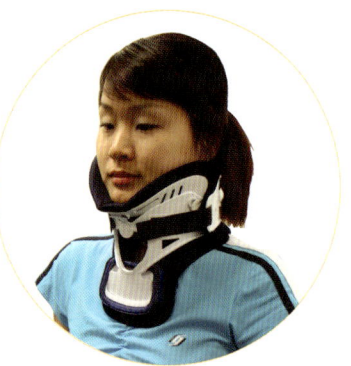
마이애미 칼라 목 보조기

 시술 후 6주째부터 역도·볼링·골프·테니스와 같이 허리에 부담을 주는 운동을 하거나, 허리에 부담을 주는 가사일과 작업을 할 때는 허리 보조기보다 공기 허리 보호대를 착용하는 것이 근육 약화를 초래하지 않고 허리를 안전하게 보호하는 방법이다. 이 공기 허리 보호대는 24시간 착용해도 허리 근육을 약화시키지 않는다.

공기 허리 보호대

보조기의 기능 및 장기간 착용 시 부작용

보조기 착용의 목적

- ✓ 척추와 디스크의 압력 감소
- ✓ 과도한 관절의 움직임 예방
- ✓ 바른 자세 및 척추 교정의 효과
- ✓ 손상된 근육, 관절의 보호

장기간 보조기를 착용할 경우

- ✓ 너무 오랫동안 사용할 경우 근육이 약해지고 위축됨.
- ✓ 근육, 인대, 근막 등의 길이가 짧아져 2차적 통증이 발생함.
- ✓ 보조기를 빼면 통증이 자꾸만 보조기에 의존하는 경우가 생김.

시술 후 퇴원 약 복용

퇴원 약 복용은 보통 항생제는 퇴원 후 약 1주간, 소염진통제, 근육이완제, 위장보호제는 약 2주간 복용한다. 척추신경근이나 척수에 피가 오랫동안 통하지 못해 저림 증세가 있는 환자는 신경 저림 증상을 완화하는 약물을 상당 기간 복용한다.

골다공증 약, 비타민제, 칼슘제, 척추 노화 방지제, 혈액순환제도 사후 관리에 도움을 준다.

퇴원 약 복용 후 오심·구토와 같은 위장 장애나 다른 부작용이 나타나면 곧바로 병원·약국 또는 해당 병동, 해당 과에 문의한다.

3 시술 후 상처 관리 및 목욕

절개하지 않고 가는 내시경 관만을 삽입해 치료하는 내시경 디스크 성형술은 시술 직후 1회용 반창고만 붙여도 될 만큼 상처 처치가 간단하고 시술 후에는 흉터가 남지 않는다. 하지만 시술 후 상처 관리는 청결이 원칙이다. 상처 소독 방법과 목욕 가능 시기는 다음과 같다.

시술 부위 상처 관리

시술 부위의 소독은 평균 1~2일 간격으로 1회 시행한다. 시술 후 상처 소독은 시술받은 병원에 직접 내원하거나 집이 먼 경우 집에서 가까운 병·의원을 선택하여 관리를 받고, 실밥을 제거할 때까지 주의 깊게 관찰한다.

만약 상처가 붓고 발적이 생기거나 상처 주위의 열감 및 압통, 농(진물), 상처의 벌어짐 등 이상 소견이 관찰되면 즉시 병원의 담당 진료과나 해당 병동으로 전화해서 병원을 방문해야 한다.

시술 부위의 실밥(나일론)은 수술 후 10일에서 14일 사이에 제거한다. 시술 부위를 특수 테이프인 '스테리-스트립(steri-strip)'으로 처리했을 때에는 시술 후 1가 적당하다.

시술 후 목욕

시술 후 목욕은 보통 상처 부위의 실밥을 제거한 후 상처가 건조하고 깨끗하면 1주 후부터 가능하다. 2주 후부터는 욕조 목욕을 할 수 있으며, 4주 후에는 수영장에 갈 수 있다. 그러나 환자의 체질에 따라서 상처가 치유되는 속도가 다르므로 목욕 전 반드시 상처가 다 아물었는지 확인하는 것이 중요하다.

샤워는 시술 다음 날부터 약국에서 파는 방수 테이프를 붙이고 주의해서 하면 된다.

목욕할 때의 자세는 기본적으로 선 자세가 좋고, 보조기는 목욕하는 동안 잠깐 풀어둔다.

물의 온도는 38~40℃, 목욕 시간은 15~30분 내외가 적당하다. 머리 감기 역시 숙이지 않고 샤워기를 꽂은 채 뒤로 돌아서서 감는 것이 바른 자세다.

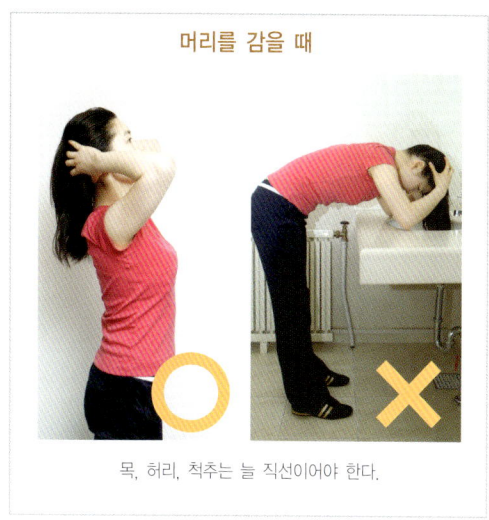

머리를 감을 때

목, 허리, 척추는 늘 직선이어야 한다.

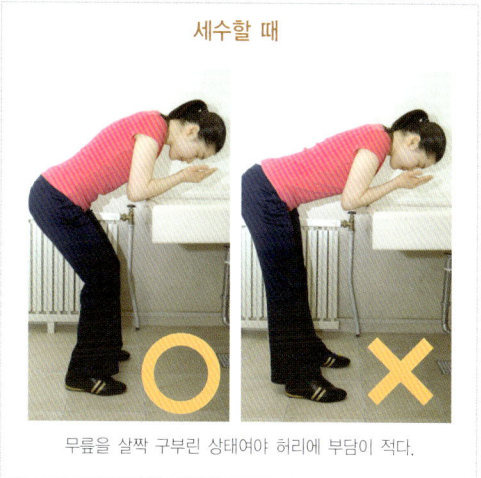

세수할 때

무릎을 살짝 구부린 상태여야 허리에 부담이 적다.

4 시술 후 직장 출근 및 운전

내시경 디스크 성형술은 하루 입원 후 곧바로 퇴원할 수 있을 만큼 회복이 빠른 시술이다. 또 시술 후에도 직장으로 돌아가 사무직은 물론 육체노동 종사자도 직장에 복귀해 시술 전처럼 업무를 할 수 있으므로 환자 만족도가 높다.

시술 후 직장 출근

내시경 디스크 성형술을 받은 환자는 보통 시술 후 2~3일 후부터 직장 출근이 가능하다. 하지만 상황이 허락한다면 충분한 휴식을 취하고 직장에 복귀하는 편이 바람직하다.

육체노동을 하지 않는 직장이라면 허리에 약간 통증이 있더라도 1주 후에 직장에 복귀할 수 있다. 가벼운 노동을 요구하는 직장의 경우, 대부분 2~3주 후에는 직장에 복귀할 수 있다.

하루 종일 움직여야 하는 직장이라면 4주 후, 무거운 물건을 들거나 운동

> **내시경 디스크 성형술 후 직장 복귀**
>
> ✓ 사무직 : 약 1~2주 후 복귀
> ✓ 가벼운 노동직 : 약 3주 후 복귀
> ✓ 중노동직 : 6주~3개월 후 복귀
>
> ※ 관혈적 수술을 받은 경우 약 4주 이후, 척추뼈 융합술을 받은 경우 약 6주 이후로 직장 복귀 시기가 늦어진다.

을 해야 하거나 중노동을 하는 직장이라면 1~2개월 후에 정상적인 육체 활동을 시작하는 것이 좋다.

또 업무에 복귀했더라도 틈틈이 스트레칭을 하거나 휴식을 취한다.

사무직 근로자는 1시간마다 스트레칭을 하거나 2분간 걸어 다닌 후 앉아 근무하고, 육체직 근로자는 가급적 허리에 무리가 가는 자세나 무거운 물건을 드는 것은 자제하며 업무 도중 충분한 휴식을 취한다.

시술 후 운전

운전은 보통 자동변속 자동차는 시술 후 1~2주째, 수동 변속 자동

사무나 컴퓨터 업무를 볼 때

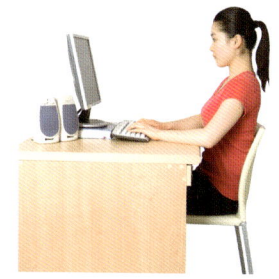

의자를 책상 가까이에 놓고 상체를 똑바로 세운다.

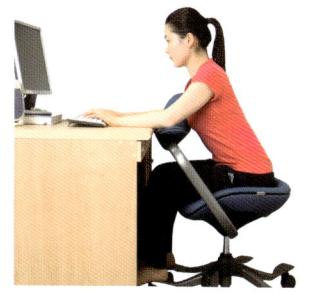

앞가슴받이가 있는 의자는 숙인 자세에서 척추에 부담을 줄여준다.

무거운 물건을 들어 올릴 때

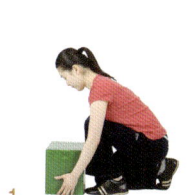 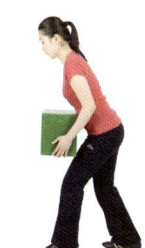 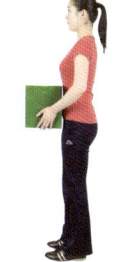

1　　　　2　　　　3

한쪽 무릎은 바닥에, 다른 쪽 무릎은 세운 상태에서 물건을 몸에 붙이고 다리에 힘을 실어 들어 올린다.

차는 시술 후 3~4주째 시작하는 것이 바람직하다.
 처음 운전을 시작할 때는 보조기를 착용한 상태가 좋으며 등과 허리, 엉덩이를 등받이에 꼭 붙인 후 무릎이 엉덩이보다 약간 높은 자세를 취한다.

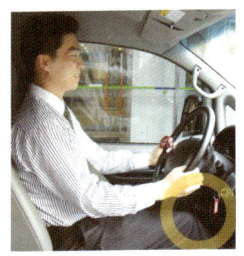
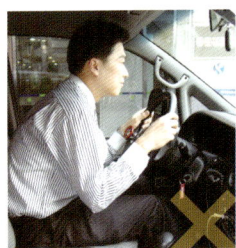
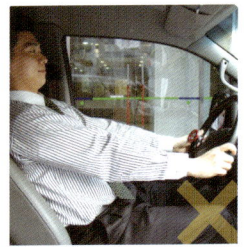

등, 허리, 엉덩이를 등받이에 붙인다. 무릎은 엉덩이보다 약간 높은 위치가 적당하다.

몸을 앞으로 숙이거나 몸이 등받이에 떨어져 앉은 자세는 좋지 않다.

운전석과 운전대의 간격이 너무 멀어 팔이나 다리를 쭉 뻗게 되는 자세는 좋지 않다.

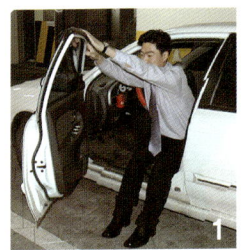
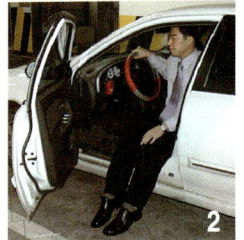
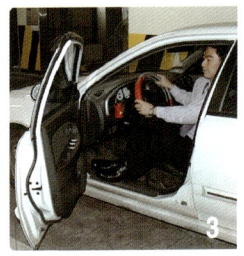

차를 타는 방법 먼저 옆으로 앉았다가 몸을 돌려 바로 앉으면 허리가 비틀리지 않는다.

5 시술 후 물리치료 및 운동

내시경 디스크 성형술은 시술 후에도 활동적인 노동이나 운동과 스포츠가 가능한 시술이다. 따라서 시술 후에도 꾸준한 척추 건강 운동을 통해 허리를 더욱 튼튼하게 만들 수 있다는 점에서 의미가 크다. 치료의 완결은 환자가 시술을 받고 퇴원한 직후가 아니라, 일상생활은 물론 고난도의 스포츠도 제약 없이 즐길 수 있을 만큼 건강해진 상태를 의미한다는 사실, 아무리 강조해도 지나치지 않다.

시술 후 물리치료

간단한 내시경 성형술을 받은 후 허리 주변에 근육통이 있을 때는 직접적인 시술 부위를 제외한 주변 근육에 열 물리치료나 전기 물리치료를 실시할 수 있다.

그러나 시술 직후 척추뼈의 간격을 넓히는 견인치료나 물리치료는 적절하지 않다. 또 침을 맞으면 염증이 생길 수 있으며, 초음파치료는 수술 부위 상처가 벌어질 우려가 있으니 삼간다.

시술 후 운동

내시경 허리 디스크 성형술은 치료의 반이며 나머지 반은 재활 운동에 의해 완성된다. 시술 후에는 요추 뼈 하나하나를 연결하고 있는 심부근육과

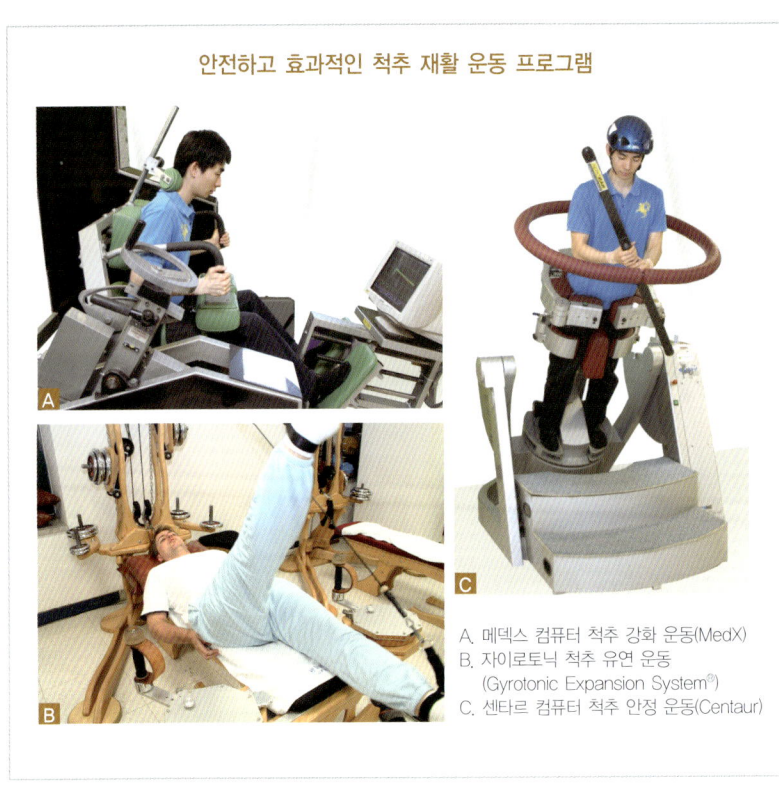

A. 메덱스 컴퓨터 척추 강화 운동(MedX)
B. 자이로토닉 척추 유연 운동
   (Gyrotonic Expansion System®)
C. 센타르 컴퓨터 척추 안정 운동(Centaur)

인대, 관절을 튼튼하게 만들어 척추의 안정성을 회복시켜주는 것이 중요하다. 특히 걷기 운동은 허리 디스크 환자에게 안전하고 효과적인 운동이다. 척추 관절은 보호하면서 척추 근육을 강화시켜주기 때문이다.

  내시경 허리 디스크 성형술을 받은 경우, 보통 시술 1주째부터 가벼운 걷기 운동을 시작한다. 보행 능력 기준으로는 1.5~2km를 어려움 없이 걸을 수 있을 때 걷기 운동을 시작한다. 걷기 운동량은 무리가 가지 않는 범위 내에서 서서히 늘려가고, 한 번에 1시간 이상 걷는 것은 주의를 요한다. 시술 직후에는 경사진 곳보다는 평지를 걷는 것이 안전하다.

내시경 시술 후 걷기 운동의 원칙

- ✔ 보행을 기준으로 했을 때 : 시술 후 1.5~2km를 별 어려움 없이 걸을 때
- ✔ 내시경 시술을 받았을 때 : 시술 후 1주째부터 시작
- ✔ 가볍게 시작하여 서서히 강도를 높인다.
- ✔ 모든 운동은 부드럽게 시행한다.
- ✔ 규칙적으로 시행한다. : 1주일에 3회 이상 최소 20분 이상
- ✔ 허리에 좋은 자세로 운동한다.
- ✔ 아플 때는 운동을 중단한다.

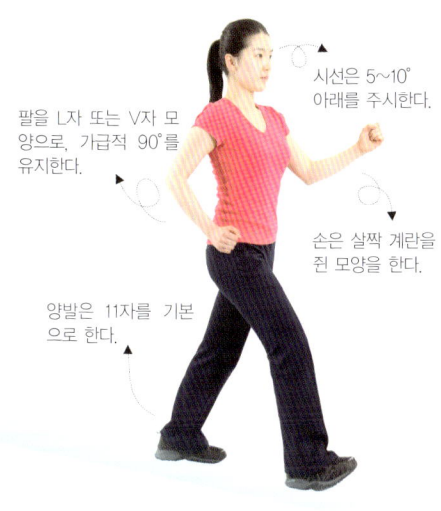

- 시선은 5~10° 아래를 주시한다.
- 팔을 L자 또는 V자 모양으로, 가급적 90°를 유지한다.
- 손은 살짝 계란을 쥔 모양을 한다.
- 양발은 11자를 기본으로 한다.

바르게 누워서 다리를 올렸다 내렸다 반복하는 하지 직거상 운동은 시술 후 신경 유착을 방지하는 데 도움이 된다. 시술 후 3일 정도 안정을 취한 후 보호자의 도움을 받아 1시간에 10회 정도 실시한다.

시술 후 6주부터는 의사의 처방과 운동 전문가의 지도를 받아 센타르, 메덱스, 자이로토닉과 같이 보다 기능적인 재활 운동 치료를 받는다.

시술 후 모든 운동은 반드시 담당 의사와 상의해 시행하고, 통증이 없는 범위 내에서 가볍게 시작해 차츰 운동량을 늘려간다.

6 시술 후 성생활 및 경과 확인

많은 환자들이 재발이 두려워 시술 후 부부간의 성적 교류를 회피하는 경향이 있다. 그러나 이것은 지나친 염려다. 주의만 잘한다면 성생활은 1주 내지 2주 이내에 대부분 가능하다.

시술 후 성생활

만약 여자 쪽이 디스크 환자라면, 여자의 엉덩이 밑에 베개를 받치거나 허리의 움푹한 곳에 타월 뭉치를 받치고 남성 상위의 체위를 취하면 무리가 없다. 어떤 부부는 옆으로 눕는 체위가 보다 편하다고 한다. 또는 여자가 사지를 이용하여 바닥을 짚고 남성이 후위에서 하는 체위가 편할 수도 있다.

남자 쪽이 디스크 환자라면, 아내가 보다 더 능동적일 필요가 있다. 베개 등을 이용하여 여성 상위 체위나 옆으로 눕는 체위가 편할 것이다.

디스크 환자는 성관계에 들어가기 1시간 전에, 뜨거운 물로 목욕을 하거나 허리에 뜨거운 찜질을 하는 것도 도움이 된다.

허리 마사지를 상대방에게 해준다면 사랑 만들기의 훌륭한 전주곡이 될 것이다. 그것은 근육의 이완과 부드럽고 다정한 분위기의 정서를 만들어줄

뿐만 아니라 성적인 자극제가 되기 때문이다.

　허리 마사지를 받기 위해 엎드릴 때는 배 밑에 쿠션이나 베개를 받치고 발목이나 정강이에도 베개를 받치거나 가슴에 베개를 받침으로써 정상적인 허리 굴곡을 유지할 수 있다.

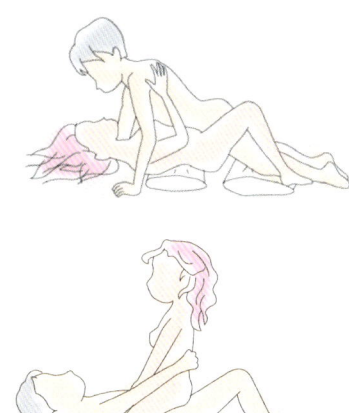

시술 후 경과 확인

　시술 부위 상처의 상태가 좋지 않거나 팔 또는 다리의 통증이 심해질 때, 팔다리 힘이 빠지는 증상이 점점 심해질 경우에 즉시 병원을 즉시 방문하여 진료를 받아야 한다.

　또 퇴원 후 별다른 이상이 없더라도 정기적으로 엑스레이(X-ray) 검사나 피검사를 받고 경과를 확인한다.

　시술 후 6주째에는 엑스레이를 촬영해 디스크의 간격이 좁아진 정도, 운동 치료의 가능 여부를 확인하고 허리 강화 운동 처방을 받는다.

　시술 후 통증이 없다고 해서 병원에서 경과를 확인하지 않으면 만에 하나 있을 수 있는 문제를 방치해 요통이 다시 재발되는 불편을 초래할 수 있다.

　3개월까지는 가끔 요통을 호소하는 사람도 있는데, 걱정이 된다면 언제든지 병원을 방문하여 진료를 받는다. 또 MRI 검사를 통해 시술 후 디스크의 상태가 좋아졌는지 사진 상으로 확인할 수도 있다.

7 시술 후 영양 관리

퇴원 후 식사는 골고루 천천히 규칙적으로 하는 것이 원칙이다. 하루에 섭취할 양의 많은 부분을 아침과 점심에 배분하고, 아침이나 오후에 과일로 에너지를 보충한다. 음식을 너무 빨리 먹으면 위가 풍선처럼 갑자기 부풀어올라 허리가 지나치게 뒤로 젖혀져 허리 통증을 유발할 수 있으므로 주의해야 한다.

퇴원 후 음식 섭취

하루 칼로리는 과다 체중을 피하기 위해 자신이 소비할 수 있는 정도만 섭취한다. 체중이 늘거나 비만이 되면 허리에 과부하가 걸리고 불룩 나온 배가 허리 자세를 더욱 나쁘게 만들기 때문이다. 당뇨가 있는 사람은 더욱 세심한 주의가 필요하다.

추천할 만한 음식은 칼슘 함량이 높은 우유 및 유제품, 생선의 부드러운 뼈, 다시마, 김, 미역, 굴 등과 같은 해산물이다. 칼슘은 척추 수술 후 뼈가 융합하는 데 가장 중요한 성분으로 칼슘이 부족하면 척추가 약해진다. 우유를 하루 1000cc(4컵) 마시면 750mg의 칼슘을 섭취하게 된다. 검은콩, 달걀흰자, 쇠고기 등 고단백 음식은 수술 후 손상된 조직이 다시 살아나는 데 중요한 역할을 한다. 기름진 음식은 좋지 않다.

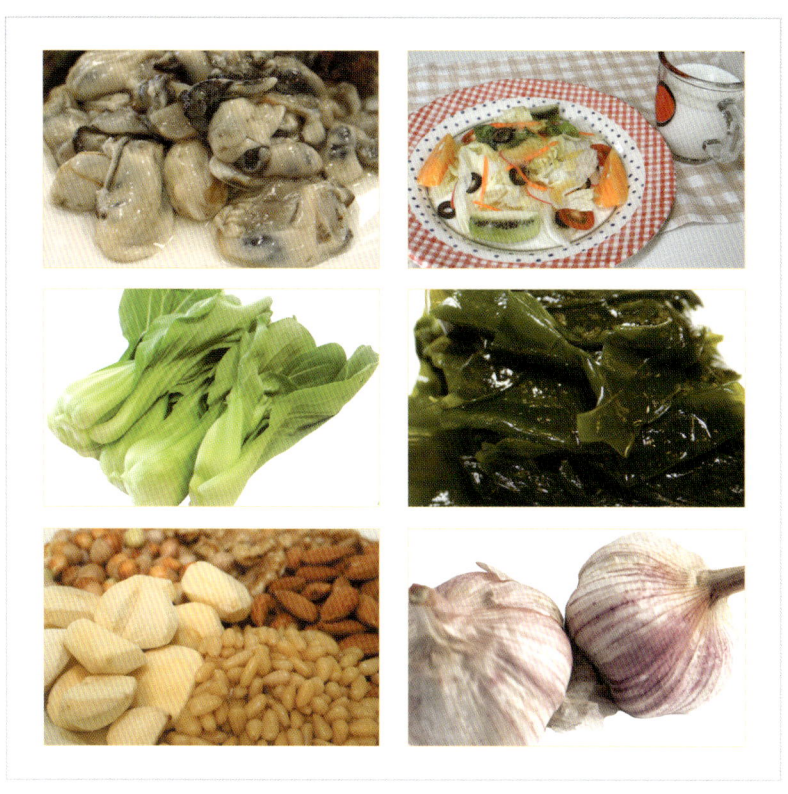

　그 밖에 신선한 채소와 과일을 골고루 먹고, 물과 섬유질이 풍부한 음식을 자주 먹는다. 비타민은 수술 후 회복을 도와주고, 물과 섬유질은 허리 통증을 악화시킬 수 있는 변비를 예방해주기 때문이다.

피해야 할 기호식품

　시술 및 수술 직후뿐만 아니라, 일상생활에 복귀한 후에도 최소 3개월간은 담배나 술은 삼간다. 특히 담배는 허리 질환이 있는 사람에게는 암적 존재와도 같다. 시술이나 수술을 받았을 때, 흡연은 수술 성공률을 낮추는 요인이 된다. 담배를 자주 피우면 혈액 내 산소 포화도가 떨어지고 일산화탄소 양이 많아져서 혈관이 수축되고 조직 내 산소량이 부족해진다. 이럴 때에는 뼈의 생성력이 떨어져 뼈가 잘 융합되지 않아 실패할 확률이 높다. 특히 뼈 융합술 등의 고정술을 받았을 때 흡연을 하면 뼈가 잘 붙지 않는다. 또 흡연은 만성적인 기침을 유발해 디스크 압력을 증가시키는 요인이 된다. 기침을 하면 복부 내 압력이 높아지면서 추간판, 즉 디스크의 압력도 높아져서 추간판 탈출이 될 위험이 높다.

이 밖에도 흡연은 뼈의 미네랄 성분을 줄어들게 해서 골다공증을 유발하고, 척추의 혈액 순환을 감소시켜 척추 디스크에 영양이 제대로 공급되지 않는다. 또 지나친 음주와 카페인 섭취는 몸에서 칼슘을 빠져나가게 하고, 혈액 순환을 방해해 근육을 경직시키며, 십이지장 궤양·위염·대장염 같은 질환을 일으킬 수 있다. 이러한 문제는 다시 허리 통증을 유발하는 원인이 될 수도 있다.

물론 수술 후 6주가 지나면 붉은 포도주 한두 잔 정도는 근육을 이완시켜 요통 해소에 도움을 준다.

내시경 디스크 성형술 후 기간별 주의 사항

1주째
- 시술 2시간 경과 후 서거나 걷기 가능(보조기 착용 시)
- 3일간 가급적 안정 취함
- 앉았다 일어설 시 허리를 똑바로 함
- 상처 소독이 필요 없고, 드래싱은 10일 후에 떼어냄
- 외출 시 간편한 보조기 착용
- 가벼운 걷기 운동 시작

2주째
- 학교 또는 직장 생활 가능
- 1시간마다 일어나서 허리를 편다.
- 앉아 있을 시 등받이에 110~135° 정도 기대어 앉는 자세 필요
- 목욕이 가능하며, 머리 감기는 서서 행한다.
- 짧은 거리는 직접 운전 가능

3~6주째
- 심하지 않은 노동 등은 정상적으로 가능
- 성생활 가능
- 3~4주 후부터 하루 4km까지 걷기 가능

6주째
- 보조기는 6주 정도만 착용함.
  단, 등 디스크 성형술을 받은 환자는 보조기 착용 필요 없음.
- 척추 강화 운동과 척추 유연 운동 시작(메덱스, 센타르, 자이로토닉)
- 시술 후 디스크 상태 확인 위해 X-ray 촬영을 할 수도 있음

3개월 후
- 시술 후 3개월, 6개월, 1년, 2년, 5년째에도 담당 의사와 면담하여 CT나 MRI로 허리 상태를 점검
- 3개월부터 30분에 3km 정도의 속도로(시속 6km) 주 3회는 걷는 것이 적당

기타 주의 사항
- 퇴원 시에는 승용차 앞 좌석 등받이를 135° 뒤로 젖히고 누워서 가는 것이 좋다.
- 변비에 걸리지 않도록 채소와 과일을 많이 먹고, 식이 조절을 하는 것이 중요하다.
- 비만이 되지 않도록 걷기 운동을 하고, 지방 섭취를 제한하고 과식을 피한다.
- 술·담배는 허리에 좋지 않은 영향을 준다.
- 당뇨나 고혈압, 심장 질환 등 내과적 질환으로 약을 복용 중이라면, 내과 의사의 지시에 따라 약은 계속 복용해도 된다.

Part 5

디스크 성형술 후, 그들이 지금 행복한 이유
– 디스크 병에서 해방된 세계 각국의 환자들

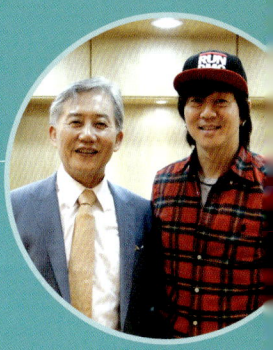

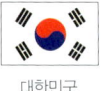
대한민국

"요통 없이 출전한 LPGA 무대, 몇 년 만인지 몰라요"

– 전 여자프로골퍼(LPGA) 박지은 님

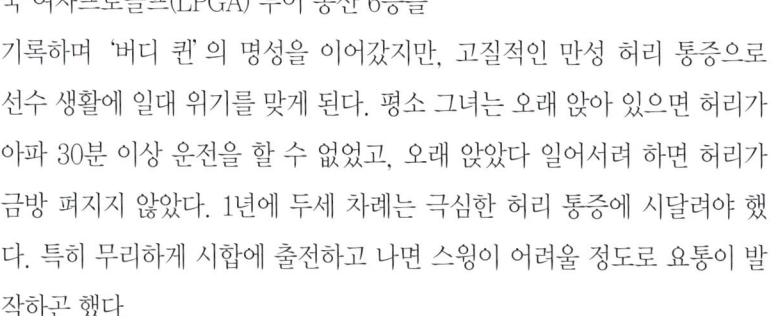

"내시경 허리 디스크 성형술을 받고 난 후에 허리 통증이 사라졌을 뿐만 아니라, 체력도 5~6년 전보다 오히려 더 좋아지더군요."

한국 출신 미국 여자프로골프(LPGA) 선수 박지은 씨. 그녀는 미국 여자프로골프(LPGA) 투어 통산 6승을 기록하며 '버디 퀸'의 명성을 이어갔지만, 고질적인 만성 허리 통증으로 선수 생활에 일대 위기를 맞게 된다. 평소 그녀는 오래 앉아 있으면 허리가 아파 30분 이상 운전을 할 수 없었고, 오래 앉았다 일어서려 하면 허리가 금방 펴지지 않았다. 1년에 두세 차례는 극심한 허리 통증에 시달려야 했다. 특히 무리하게 시합에 출전하고 나면 스윙이 어려울 정도로 요통이 발작하곤 했다.

미국에서 여러 병원을 전전하며 동양의학적 치료나 통증주사 치료도 받았지만 효과는 그때뿐 통증은 수시로 재발했다. 미국의 한 대학병원에서는 디스크 절제술을 권했다. 하지만 수술을 받게 되면 은퇴를 각오해야 한다는 생각에 통증을 참아가며 운동을 했다. 하지만 허리 부상은 갈수록 심각해졌고, 복대를 차고 대회에 출전하거나 아예 대회에 출전하지 못하는 때가 많았다. 결국 2010년 8월, 그녀는 선수 활동을 잠시 접고 한국의 미니멀 척추 치료 전문 척추병원을 찾았다. MRI 검사와 통증 유발 디스크 조영술 결과, 수년간 그녀를 괴롭혀온 허리 통증의 원인은 디스크 탈출증이나 척추관 협착증이 아닌, 디스크 내부 장애증임이 밝혀졌다. 찢어진 섬유륜 틈으로 수핵이 흘러들어가 수년간 흉터로 자리 잡아 통증을 일으키는 디스크 병이었다.

담당 척추 전문의는 "디스크를 절제하지 않고 성형하는 방식으로 고칠 수 있으며 시술 후에도 골프를 계속할 수 있다"는 희망적인 메시지를 전했다. 더 이상 시술을 미룰 이유가 없었다. '내시경 허리 디스크 성형술'은 성공적이었고, 그녀는 재활 기간을 마치고 필드에 복귀했다. 현재 그녀는 전성기의 못지않은 샷 감각을 과시하며 각종 대회에서 좋은 플레이를 선보이고 있다. 2011년 5월 애브넷클래식 1라운드에서는 67타를 치며 공동 선두에 나서 주목을 받았고, 같은 해 8월에는 세이프웨이클래식에서 공동 13위를 기록했다. 시술 전에는 허리가 아파서 시합 전 훈련도 못하고 곧바로 대회에 출전한 그녀였다.

"조금만 더 일찍 디스크 성형술을 받았으면 좋지 않았을까 하는 아쉬움이 있어요. 결혼 후 은퇴하게 됐지만 고려대 대학원 석사과정을 마치면 골프 수준을 높이는 데 일조할 명예로운 일로 보답하고 싶습니다."

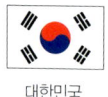
대한민국

"통증은 시술 즉시 사라졌고, 하루 만에 퇴원했어요"

– 여자프로골퍼(JPGA) 고우순 님

저는 프로 골프선수 고우순입니다. 1994년과 1995년 일본에서 열린 도레이 재팬 퀸스컵(미즈노클래식의 전신)에서 2년 연속 우승하며 한국 선수로서는 두 번째로 LPGA 챔피언에 올랐습니다. 마흔이 넘은 지금도 일본 JPGA에 무대에서 활발히 활동하고 있습니다.

여느 골프선수들이 그렇듯 저 역시 만성적인 허리 통증에 시달려왔습니다. 골프선수들은 특히 요추 4번과 5번 사이의 디스크에 문제가 잘 생기는 편인데, 저 역시도 마찬가지였습니다.

그런데 최근 들어 갑자기 허리 통증이 더욱 심해지더군요. 몸의 유연성도 떨어지고 비거리도 줄었어요. 일본 병원에서 각종 검사를 받아봤지만 별다른 치료를 받지 못했습니다. 그러던 중 평소 친한 언니 분이 "우리들병원에서 시술받고 나서 요통도 사라지고 비거리도 30야드 늘었다"며 적극 추천을 하시더군요.

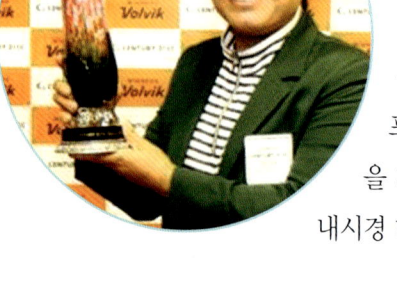

용기를 내어 임한 시술은 너무 싱겁게 끝났습니다. 시술은 고작 30분 남짓 걸렸고 입원 하루 만에 퇴원을 했습니다. 물론 통증은 언제 그랬냐는 듯 사라졌고요. 보통 골프를 치시는 분들은 후유증이 두려워 수술을 꺼리시는데, 무조건 참지만 마시고 간단한 내시경 디스크 성형술을 받아보시기 바랍니다.

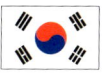
대한민국

"지금은 스케이트 보드에 빠져 산답니다!"
– 국민가수 윤도현 님

안녕하십니까 윤도현입니다! 지금은 이렇게 밝은 모습으로 인사를 드리지만 불과 몇 년전까지만 해도 잊을만하면 허리 통증이 찾아왔고, 그렇게 아프면 3일은 꼼짝 않고 쉬어야 했습니다. 오래 서 있거나 무리한 스케줄을 소화하고 난 다음에는 더 극심한 요통이 찾아오곤 했습니다. 아플 때마다 통증주사를 맞으며 견디곤 했지만 효과는 그때 뿐 좀처럼 호전될 기미는 없었고 오히려 증상은 점점 더 심해졌습니다.

결국 우리들병원을 찾은 결과, 두 가지 진단명, 즉 '디스크 내부 장애증 및 디스크 수핵 탈출증' 이라는 조금은 생소한 진단을 받았습니다. 이중 디스크 수핵 탈출증과 달리 디스크 내부장애증은 척추 디스크에 반복적인 압력이나 갑작스런 충격이 가해져 디스크 중앙의 수핵을 감싸고 있는 섬유륜이 찢어지고, 그 틈으로 이상신경을 동반한 흉터가 육아조직으로 자리잡아 요통을 일으키는 질환이라는 설명을 듣고 굳이 디스크 전체를 잘라내지 않는 '내시경 허리 디스크 성형술' 받게 되었습니다.

시술 받고 처음엔 시술 부위가 약간 뻐근했는데, 서서히 왼쪽 엉덩이, 허벅지와 종아리 뒤쪽의 저린 증상이 사라지더군요. 지금은 기적처럼 요통까지 모두 싹 사라졌습니다. 시술 하루만에 퇴원한 후 저는 각종 방송 스케줄을 소화하며 음악 작업에도 몰두할 수 있게 되었고, 지금은 스케이트보드도 수준급으로 탈만큼 건강한 체력을 유지하고 있습니다.

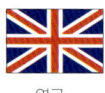
영국

"영국 의사가 흉추 디스크 치료 위해 한국까지 왔습니다"

– 영국 응급외과 · 가정의학과 전문의 로버트 웰스 님

저는 영국의 응급외과 · 가정의학과 전문의 로버트 웰스입니다. 저는 한국과 아주 특별한 인연이 있는데요, 두 차례나 한국의 우리들병원에서 척추 디스크 수술을 받았기 때문입니다. 그런데 영국 의사인 제가 무슨 이유로 굳이 한국에까지 와서 수술을 받았냐고요? 처음 한국의 우리들병원을 알게 된 것은 맨체스터 의대 교수인 마틴 나이츠 박사를 통해서입니다.

저는 오랫동안 경추 뒤세로 인대 골화증으로 인한 목과 어깨 통증에 시달려왔는데, '목 아래쪽이 마비될 수 있다'는 의사의 말을 듣고 수술을 미뤄왔습니다. 평소 잘 아는 신경외과 전문의가 말하길 "제가 받아야 할 수술은 목의 앞쪽에서부터 기관지-식도-갑상선-혈관-신경 순으로 절개한 다음, 돌출된 디스크를 제거하고 골반뼈를 떼어 경추를 보강하는 방식인데, 수술이 잘못될 경우 목 아래쪽이 마비될 수도 있다"는 것이었습니다.

때문에 무리하지 않고 통증이 생길 때마다 근근이 참으며 그렇게 13년을 버텨왔습니다. 그러나 마침내 왼팔을 움직일 수 없을 만큼 병증이 심해졌고, 더 이상 수술을 미룰 수 없게 된 저는 관련 자료를 뒤지기 시작했습니다. 더 안전하고 효과적인 수술법을 찾던 끝에 맨체스터의대 마틴 나이츠 박사에게 수술을 맡기자는 결론을 얻게 되었습니다. 그는 영국에서 드물게

최소침습 방식으로 척추수술(MISS)을 하는 의사였습니다.

　그러나 마틴 박사의 대답은 실망스러웠습니다. "요추에 대한 경험은 많지만 경추 수술은 경험이 없다"는 것이었습니다. 대신, "당신이 영국의 의료만을 신뢰하는 게 아니라면 한국으로 가 볼 의향이 있느냐"고 하더군요. 그가 추천한 한국의 의사가 바로 우리들병원 이상호(우리들병원 이사장) 박사였습니다.

　처음엔 망설였습니다. 한국 의료 수준은 물론 한국이라는 나라에 대해서도 아는 게 없었기 때문입니다. 하지만 나이츠 박사가 건네준 이상호 박사팀의 저널논문을 꼼꼼히 살피고 나서 확신을 갖게 되었습니다. 논문에 따르면, 이상호 박사팀이 직접 개발한 '정상조직을 보존하는 내시경 디스크 시술'은 전신마취를 하지 않고 절개하지 않는 최소침습적 방식으로 시술 후 단 한 건의 하반신 마비도 없었습니다.

　어렵게 이뤄진 이 박사와의 통화에서 흔쾌히 'OK'라는 대답을 들었고 저는 지체 없이 한국행 비행기에 몸을 실었습니다. 그리고 2004년 8월, 저는 미세 현미경 목 디스크 수술을 받았고 수술 결과는 매우 성공적이었습니다. 수술 상처는 작고 깔끔했으며 금세 팔의 통증도 가라앉아 움직임이 훨씬 부드러웠습니다. 영국으로 돌아온 후부터는 증상이 빠르게 호전되었습니다.

　그러나 내가 가진 모든 문제가 다 해결된 것은 아니었습니다. 2007년부터 흉추 부위에 통증이 나타난

것입니다. 이때는 고민할 것도 없이 곧바로 이상호 박사를 찾아갔습니다. 통증 유발 디스크 조영술 같은 정밀한 검사가 이뤄졌고, 결과는 흉추 4·5번과 8·9번 사이 디스크 수핵 탈출증이 있었습니다. 다행히 간단한 내시경 디스크 성형술로 치료가 가능한 상태여서 2007년 3월과 4월 두 차례에 걸쳐 시술을 받았습니다.

결과는 기대 이상이었습니다. 점차 흉부 통증이 사라졌고, 팔도 정상에 가까운 운동 능력을 회복했습니다. 이 박사는 "검사 결과, 흉추 2·3번도 약간의 문제가 있지만 대부분의 척추가 안정되었다"고 설명했습니다.

이제 저에게 한국은 의료 서비스 선진국으로 기억될 것입니다. 다음에는 디스크 치료 목적이 아니라 한국을 더 깊이 체험할 수 있는 여행을 위해 꼭 한국을 다시 찾고 싶습니다.

대한민국

"덕분에 청룡영화제 최우수작품상도 탔습니다"

– 영화감독 이준익 님

오랫동안 목 디스크 병으로 통증에 시달리다 우리들병원에서 내시경 목 디스크 시술을 받고 이렇게 건강을 되찾았습니다. 덕분에 힘겨운 영화 촬영 작업에도 몰두할 수 있게 되었고, 올해는 영화 '소원'으로 청룡영화제 최우수작품상을 타는 행운도 따랐습니다.

이상호 박사님은 늘 의사는 자신의 가족이 아픈 것처럼 환자의 고통을 이해할 때 최선의 치료방법을 선택할 수 있고 좋은 결과를 얻을 수 있다고 말씀하셨지요. 그런 의미에서 저는 우리들병원에서 '치유'라는 저의 오랜 소원을 이루었고, 다시 저는 영화 '소원'을 통해 관객들에게 다시 치유의 메시지를 전할 수 있었습니다.

무엇이든 한 분야에서 10년을 해내면 인정을 받고, 20년을 잘 해내면 존중을 받고, 30년을 잘 해내면 존경을 받는다 했습니다. 우리들병원은 존경 이상의 가치를 발휘할 시기가 온 것 같습니다. 지난해 30주년을 맞이하신 우리들병원 전직원 여러분 진심으로 축하드립니다. 그리고 저 내시경 목 디스크 시술 후 잘 지내고 있습니다. 감사합니다.

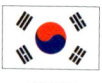

"이젠 목 디스크 성형술을 받은 사실조차 잊었어요"

- 교사 황정희 님

저는 50대 여성으로 교직에 몸담고 있습니다. 처음 아프기 시작했던 때는 1999년경으로 기억합니다. 처음엔 견갑골 부위가 아프다가 어깨, 팔, 손으로 통증(2000년 초)의 강도와 빈도가 강해졌습니다. 고개를 바로 할 수가 없고, 통증이 너무 심해서 눈물을 흘릴 정도였습니다. 뚜렷한 원인은 잘 모르겠고, 스트레스와 침이나 부황, 잘못된 운동 등 통증에 대한 초기 대처 방법이 잘못된 듯합니다. 직원회의 중 고개를 옆으로 돌리고 앉았는데 고개를 정면으로 할 수도 없고, 기울어진 고개를 바로 할 수도 없었습니다. 어깨와 팔이 아파서 쉬려고 누우면 통증이 더 심해서 누울 수도 없었습니다.

결국 척추 디스크 전문 병원인 우리들병원을 찾았고 이상호 이사장님의 상세하고 친절한 설명에 반드시 낫는다는 확신을 가지고, '메스를 사용하지 않고 절개하지 않는다'는 내시경 목 디스크 성형술을 받기로 결심하게 되었습니다. 당시에는 통증이 너무 심해서 시술적 방법이든 절개하는 수술이든 지푸라기라도 잡고 싶은 심정이었습니다.

시술은 생각했던 것보다 아주 간단했고, 시술한 다음 날 보조기를 착용하고 퇴원했습니다. 진통제를 먹어도 견딜 수 없었던 통증은 곧 사라졌고 목은 바로 할 수 있음은 물론 누워서 잠도 잘 수 있게 되었습니다. 그러나 나머지 통증은 쉽게 가라앉지 않았지만 퇴원할 때 처방받은 일주일치 약 이외에는 진통제, 항생제, 소염제 어느 것도 복용하지 않았습니다. 치료 과정에서 신경차단술, 물리치료 등도 중요하지만 인내를 가지고 눌렸던 신경이 살아나도록 기다려주는 것이 무엇보다 중요하다고 생각했기 때문입니다.

시간이 지나면서 남아 있던 통증도 사라졌습니다. 2년쯤 지난 후에는 목디스크 병으로 고생하고 우리들병원에 입원해 시술받았던 사실까지도 완전히 잊었습니다. 그 전에는 간간이 손이 저리고 누우면 불편함을 느낄 때도 있었으나 2년이 지나자 완전히 사라졌습니다.

요즘은 주 2~3회 등산을 하고, 2년째 요가를 꾸준히 하고 있는데, 모든 척추가 유연하고 근력이 향상되었습니다. 식사는 채식 위주로 하고 하루에 2잔 이상 녹차를 마시고 있습니다.

또 매사에 밝고 긍정적인 사고로 지내며 스트레스를 최대한 줄이려고 노력하고 있습니다. 벌써 오랜 시간이 지났지만 다시 한 번 이상호 이사장님과 간호사님들께 감사드립니다. 환자에게 '시술하면 금방 나을 수 있다'는 말보다는 '기다림과 꾸준한 재활의 노력이 있어야 한다'는 말씀을 꼭 전해주셨으면 좋겠습니다. 시간은 어떠한 약보다 더 좋은 치료 방법이었습니다.

온 디스크를 태우면 약간 허리가 울릴 것이니 놀라지 말라는 자세한 설명을 들으며 시술을 받다 보니 마음을 놓을 수 있었습니다.

시술을 받은 당일에는 입원실에 누워서 일어서기가 힘들었지만 다음 날부터는 일어서고 움직이는 데 약간의 불편이 있을 뿐 크게 지장을 받지 않았습니다. 그날 저녁에는 혼자서 화장실을 왔다 갔다 할 정도였습니다.

옆에서 자리를 지키며 간호하시던 어머니께서 도대체 무슨 수술이기에 이렇게 빨리 회복이 되는 것이냐고 하시면서 수술을 했다는데 수술 부위가 1cm도 안 되는 작은 자국밖에 없는 것을 보고 '세상 참 좋아졌구나' 하셨습니다.

그다음 날 퇴원하면서 당분간은 시술 부위에 물이 닿지 않도록 하라는 당부를 듣고, 허리 운동에 대해 설명된 책자를 받았습니다. 한 달 정도 허리 보호대를 하고 조심해 생활하면서 '과연 이 시술로 나을 수 있을까' 하며 의심도 했습니다.

그간 허리 때문에 고생도 많았지만, 이것저것 치료를 해본다고 돌아다니며 고생한 것이 늘 마음에 걸린 탓이었죠. 허리 보호대를 하는 시간을 조금씩 줄여가면서 병원에서 준 책자대로 운동도 하고 늘 조심했습니다. 이제껏 걸을 때 땅기던 다리가 점차 그 정도가 약해지더니, 3개월 정도 지나니 거의 못 느낄 정도였습니다.

우리들병원에서 시술을 받은 지 1년이 지나서는 허리 디스크 때문에 시술한 것도 모를 정도로 호전되었고, 거의 정상인처럼 걸을 수 있었습니다. 이젠 저녁마다 집사람과 같이 운동도 하고 산책도 하며 시술 이야기를 자주 한답니다. 지금도 처음부터 제대로 된 병원에서 진찰을 받아 치료를 했었더라면 그간의 고생은 없었을 것이라는 생각을 많이 합니다.

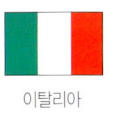

이탈리아

"등 디스크 성형술 받은 다음 날 광주비엔날레에 참석했어요"

– 이탈리아 조각가 A님

6개월 전부터 간간이 허리 통증이 시작되더니 나중에는 엉덩이와 다리마저 불편해졌습니다. 오래 앉았다가 일어설 때면 허리가 잘 펴지지 않았는데, 특히 아침에 일어날 때는 더욱 불편했습니다. 30분 정도 앉아 있거나 숙일 때도 통증이 찾아왔습니다.

이탈리아에서 등 디스크 수핵 탈출증이라는 진단을 받은 후 다시 독일로 가서 유명한 흉추 전문의에게 진료를 받았습니다. 의사는 물리치료, 약물치료를 받으면서 견뎌보든지, 가슴 쪽을 절개하는 수술을 받든지 선택해야 한다고 했습니다. 하지만 전신마취를 해야 하는 절개 수술은 두려워서 우선은 물리치료와 약물치료로 견뎌보기로 했습니다. 하지만 증상은 호전되지 않고 나중에는 업무에 지장이 생길 정도로 통증이 심했습니다.

그러던 중 이탈리아 의사에게서 제 병을 치료할 수 있는 최상의 방법이 있다는 얘기를 듣게 되었습니다. 그분은 이상호 박사님께 최소 침습 척추 수술에 관한 강의를 들었던 경험을 얘기하며 제게 한국의 우리들병원을 추천했습니다. 내시경 등 디스크 성형술을 받고 난 후, 저는 즉시 왼쪽 다리의 통증이 많이 줄었음을 느낄 수 있었습니다. 더욱 놀라웠던 것은 시술받은 다음 날, 그것도 걸어서 퇴원을 했다는 사실입니다. 덕분에 저는 작품을 전시하기 위해 광주비엔날레에도 차질 없이 참석할 수 있었답니다.

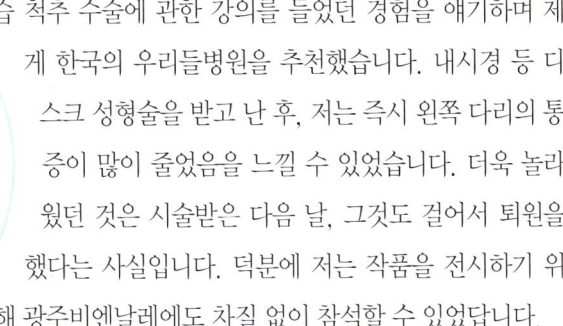